Burkhard Günther

Achtsame Kommunikation in der Arztpraxis

Medizinisch Wissenschaftliche Verlagsgesellschaft

Burkhard Günther

Achtsame Kommunikation in der Arztpraxis

Technik, Kultur, Führung und Selbstmanagement

 Medizinisch Wissenschaftliche Verlagsgesellschaft

Burkhard Günther
Brandenburgische Straße 44
10707 Berlin

MWV Medizinisch Wissenschaftliche Verlagsgesellschaft mbH & Co. KG
Zimmerstraße 11
10969 Berlin
www.mwv-berlin.de

ISBN 978-3-95466-198-5

Bibliografische Information der Deutschen Nationalbibliothek
Die Deutsche Nationalbibliothek verzeichnet diese Publikation in der Deutschen Nationalbibliografie; detaillierte bibliografische Informationen sind im Internet über http://dnb.d-nb.de abrufbar.

Produkt-/Projektmanagement: Susann Weber, Berlin
Printed in Germany

Zuschriften und Kritik an:
MWV Medizinisch Wissenschaftliche Verlagsgesellschaft mbH & Co. KG, Zimmerstr. 11, 10969 Berlin, lektorat@mwv-berlin.de

Wenn du den Mut hast, über den Bereich des Bequemen hinauszugehen und das Unbekannte zu erforschen, fängst du an, dein wirkliches Potential freizusetzen.
(Robin S. Sharma)

Geleitwort

Als ich 1981 mein Medizinstudium beendet und die Gelegenheit hatte, als Arzt arbeiten zu können, hatte ich meine Berufung gefunden. Ich war mit medizinischem Wissen gespickt und begierig, noch mehr zu lernen und praktische Erfahrung zu sammeln, um dieses Wissen anwenden zu können.

Ohne Zweifel ist es wichtig, über gutes Fachwissen zu verfügen, aber wie wichtig die zwischenmenschliche Interaktion und Kommunikation in der Medizin ist, habe ich mir zu diesem Zeitpunkt noch nicht vorstellen können.

Heute, nach vielen Jahren Berufserfahrung erst, weiß ich, wie wichtig es ist, Kommunikation wirklich in ihrer Tiefe zu verstehen.

Denn Verständnis ist das, worum es wirklich in der Kommunikation geht. Den Anderen und sein Erleben zu verstehen und zu akzeptieren.

Um das zu erreichen, ist es unabdingbar, die Erlebenswelt des Anderen zu betreten.

Wir alle leben immer noch in der Illusion, dass das, was wir sehen und erleben, der „Realität" entspricht. Dass es die Realität gar nicht gibt, habe ich erst im Laufe der Jahre verstanden und erfahren. Es gibt nur das, was jeder einzelne Mensch durch seine subjektive Wahrnehmung für die Realität hält. Wir sehen nicht mit unseren Augen, sondern mit unserem Gehirn. Unsere Augen sind nur der verlängerte Teil unseres Sehhirns.

Unser Gehirn vergleicht die Situation, die wir im Außen wahrnehmen, mit längst vergangenen Ereignissen, ordnet sie aufgrund seiner Erfahrungen in das schon Erlebte ein und interpretiert und bewertet sie. Das geschieht für jeden Menschen individuell völlig unterschiedlich – je nachdem, welche Lebenserfahrungen er gemacht, welche Sozialisation er durchlaufen hat.

Diese subjektive, individuelle Erlebenswelt ist bei jedem Menschen unterschiedlich, aber jeder von uns hält das, was er erlebt, für Realität oder Wahrheit. Und genau das ist eine Illusion.

Die Quantenphysik hat uns gelehrt, dass Realität nur dann eintritt, wenn wir etwas beobachten. Welche Realität erlebt wird, hängt von der Einstellung, den Emotionen und Gefühlen des Beobachters ab. So kreieren, beziehungsweise erschaffen wir uns jeweils unsere eigene Realität.

Bei der Begegnung zweier Menschen treffen also unterschiedliche Realitäten und Erlebenswelten aufeinander. Haben wir das verstanden, dann wissen wir, dass alle, mit denen wir kommunizieren, immer in ihrer subjektiven Weise das interpretieren und bewerten, was wir ihnen aus unserer Erlebenswelt mitteilen.

Wenn wir nun wissen, dass der Andere ein anderes Erleben hat, können wir, wenn wir die Welt des Anderen als gleich wertschätzen, Interesse an der Welt des Anderen bekunden und uns neugierig auf das einlassen, was uns der Andere mitteilt, d.h. wie er subjektiv die Situation erlebt.

Wertschätzen wir die Welt des Anderen, dann ergibt sich die Chance, dass auch unsere Erlebenswelt akzeptiert und wertgeschätzt wird. Betrachten wir Kommunikation auf diese Weise, kann es gelingen, gegenseitiges Verstehen und Verständnis füreinander zu ermöglichen.

Erst seit wenigen Jahren wird an den medizinischen Fakultäten mehr Aufmerksamkeit darauf gerichtet, angehende Ärzte in Kommunikation zu schulen.

Die Ärzte, die heute Patienten in ihren Praxen oder im Krankenhaus behandeln, haben oft nicht in ausreichender Weise gelernt, in ihren Beziehungen zu Mitarbeitern, Kollegen und Partnern mit Mitgefühl und liebevollem Verständnis zu kommunizieren. Sie haben auch nicht gelernt, Mitarbeiter verantwortungsvoll anzuleiten und zu führen.

Ärzte und Medizinische Fachangestellte brauchen die Fähigkeit, eine verantwortungsvolle, bewusste und liebevolle Kommunikation führen zu können. Sie können ihren Patienten helfen, auf den Weg zur Heilung zu kommen, wenn sie ein Umfeld schaffen, in dem eine solche Kommunikation stattfinden kann.

Ich freue mich sehr, dass mit dem vorliegenden Buch ein Handbuch für Ärzte und Medizinische Fachangestellte aufgelegt wird, das einen Leitfaden für eine wertschätzende und gelungene Kommunikation bietet.

Ich wünsche allen Lesern viel Freude beim Eintauchen in die Welt des Anderen und beim Entdecken der eigenen Realität. Kommunikation wird immer dann am besten gelingen, wenn wir uns von Herzen auf die Welt des Anderen einlassen.

Berlin, März 2015
Dr. med. Thomas Hartmann

Geleitwort

„Die Landkarte ist nicht der Weg." Dieser Satz hat mich jahrzehntelang bei meiner Tätigkeit als Arzt und Chef einer großen fachübergreifenden Gemeinschaftspraxis und Klinik begleitet. Wahr ist in der Kommunikation nicht, was ich sage und meine, sondern das, was davon beim Anderen ankommt und wie der es auffasst. Mit dieser Maxime ist die Verantwortung für das Verständnis der Botschaft ausschließlich dem Sender übertragen. Ihm ist aufgegeben, dafür zu sorgen, dass die Botschaft auch so beim Empfänger ankommt, wie der Sender sie meint.

Sicherlich kennen Sie die folgende Situation: eine weinende Arzthelferin, die sich von ihrem Chef falsch behandelt fühlt; ein aufbrausender Patient am Anmeldetresen, der nicht sofort das erhält, was er verlangt, weil er doch so starke Schmerzen hat, und deshalb die Angestellten und die Praxis beschimpft; oder der Patient, der nicht versteht, dass er keine Süßigkeiten essen darf, da er Diabetes hat. All dies sind Beispiele aus dem Praxisalltag, die sehr viel mit Kommunikation zu tun haben, weil sich Menschen nicht richtig verstanden fühlen.

Wir Ärzte haben eine lange Ausbildung, körperliche Gebrechen zu diagnostizieren und sie nach den Regeln ärztlicher Kunst zu behandeln. Wir haben aber an der Universität nicht ausreichend gelernt, Menschen zu verstehen, Handlungsanweisungen verständlich zu übermitteln und Menschen anzuleiten und zu führen, weder als Chef noch als Behandelnde. Aber die alleinige Verantwortung dafür liegt bei uns, dass die Mitarbeiter gern in unserer Praxis arbeiten und die Patienten zufrieden sind, nicht nur mit der ärztlichen Therapie, sondern auch mit dem „menschlichen Umgang" und deshalb auch gern wiederkommen.

Wir, Ärzte und Chefs, müssen einerseits selbst verständlich kommunizieren können, wir müssen aber auch dafür Sorge tragen, dass unsere Mitarbeiter und Angestellten sich untereinander verstehen und lernen, unser verständliches Sprachrohr zum Patienten zu sein.

Bei dieser Aufgabe hilft das vorliegende Buch von Burkhard Günther. Es ist ihm gelungen, ein breites Spektrum an Quellen ausgezeichnet aufzuarbeiten und prägnant zu verdichten, sodass eine theoretisch sehr gut durchreflektierte, argumentativ schlüssige und dennoch interessant zu lesende und praktisch leicht umsetzbare Darstellung gelungen ist.

Dieses Buch vereint praktisches Können und theoretisches Wissen, sodass wir Ärzte es nutzen können, um unsere ärztliche Arbeit erfolgreicher zu gestalten, das Betriebsklima zu verbessern und vor allem die Zahl zufriedener Patienten zu erhöhen!

Berlin, März 2015
Dr. med. Richard Thiele

Vorwort

Kommunikation ist alles – alles ist Kommunikation! Das gilt ganz besonders für Ärzte und deren medizinisches Fachpersonal, die tagtäglich mit einer großen Anzahl unterschiedlichster Patientencharaktere zu tun haben und diese bei einem begrenzten Zeitbudget durch die Praxis begleiten und medizinisch versorgen müssen. Dabei kommt eine wertschätzende und verständliche Kommunikation mit den Patienten häufig zu kurz. Sie ist aber ein wesentlicher Faktor für jeden Therapieerfolg. Insofern sollte sie noch viel stärker in den Fokus medizinischer Arbeit gerückt werden.

Das konstruktive Gespräch sowie eine vertrauensvolle Beziehung zum Patienten sind neben der fachlichen Kompetenz das Haupthandwerkszeug von Ärzten und Medizinischen Fachangestellten, weil jede Medikation und jede Therapie so kommuniziert werden muss, dass der Patient sie auch versteht, vertrauensvoll annehmen und damit aktiv den Heilungsprozess einleiten kann.

Die Voraussetzung gerade auch für den wirtschaftlichen Erfolg einer jeden medizinisch ausgerichteten Praxis ist neben der fachlichen Kompetenz, die man bei Ärzten voraussetzen kann, vor allem eine gelingende und achtsame Kommunikation. Denn Berufe im medizinischen Sektor sind zuallererst den Menschen zugewandte Berufe. Das zeigt sich sowohl im professionellen kommunikativen Umgang mit Patienten als auch in der Kommunikation der in einer Praxis Arbeitenden untereinander. Welling zufolge zeigen Untersuchungen, dass Kommunikation mindestens 30% des Erfolges einer Praxis ausmacht (Welling 2005, 7).

Weil Praxen Wirtschaftsunternehmen sind und unter enormem ökonomischem und zeitlichem Druck stehen, will dieses Buch in kurzer, übersichtlicher Form alle (P)praxis-relevanten Aspekte gelingender Kommunikation ansprechen, anschaulich erklären und an Beispielen aus dem Praxisalltag illustrieren. Alle brisanten kommunikativen Fallen werden aufgezeigt und praktikable, schnell umsetzbare Handlungs- und Lösungsmöglichkeiten für das Fachpersonal angeboten, um arbeitstechnische Reibungsverluste gering zu halten.

Dieses Buch erhebt nicht den Anspruch, alle kommunikativen Phänomene und Theorien restlos wissenschaftlich auszuleuchten. Dafür aber gibt es konkrete Anregungen, wie man in der eigenen Praxis an den entscheidenden Schnittstellen die Kommunikation verbessern kann und wo und wie kommunikative Stellschrauben gegebenenfalls nachreguliert werden sollten, um den Arbeitsalltag für alle effektiver und angenehmer zu machen. Denn kundenfreundliches Kommunizieren verbessert die Wirtschaftlichkeit der eigenen Praxis und sichert ihre Existenz langfristig. Die Arbeitszufriedenheit aller Beteiligten wird ebenso erhöht wie die Patientenzufriedenheit. So kommt man schnell und einfach zu einer Win-win-win-Lösung zum Wohle aller.

Das Buch ist ein Unterstützungsangebot für Ärzte für das Coaching-on-the-job ihrer Angestellten. Weil Ärzte auch Managementaufgaben im Bereich Personalführung und -entwicklung zu erfüllen haben, gibt es viele Tipps für sensibles und effektives Führen und Beraten, Anleiten und Lenken ebenso wie für das Unterstützen und Ermutigen der Angestellten in deren Arbeitsbereichen.

Denn eine achtsam geführte Kommunikation ist nicht nur in Konflikt- oder Beschwerdefällen effektiv, sie dient auch dem besseren Prozessfluss in Organisationen und schont vor allem die wichtige Ressource Mitarbeitergesundheit. Ein gutes Arbeitsklima beeinflusst so das gesamte Disease-Management einer Praxis positiv.

Weil Arbeitsgesundheit in hohem Maße auch von der kommunikativen Professionalität der Belegschaft abhängt, muss diese wertvolle Ressource gerade im Hinblick auf den ökonomischen Erfolg einer Praxis deutlich mehr in den Fokus gerückt werden. Zukunftsorientierte Praxen sind lernende, sich stets verbessernde Organisationen.

Dieses Buch ist für Ärzte und Praxismanager ebenso wie für alle interessierten MFA oder andere im Gesundheitssektor Tätige geschrieben, denen die persönliche Professionalisierung, die eigene Weiterentwicklung wie auch die der Praxis am Herzen liegt. Wer sich selbst immer wieder kritisch reflektiert und stets um die Erweiterung der eigenen beruflichen wie persönlichen Kompetenzen bemüht ist, wird team- und wettbewerbsfähig bleiben und auch in Zukunft zufrieden und gesund mit anderen gemeinsam erfolgreich agieren.

Ich danke allen Freunden, die mich bei der Arbeit am Buch mit wertvollen Tipps versorgt haben. Mein besonderer Dank gilt meiner Frau Dorothee für ihre kritische und konstruktive Unterstützung.

Berlin, März 2015
Burkhard Günther

Inhalt

1 Achtsam kommunizieren – Was ist das und wozu in meiner Praxis?

1.1 Was bedeutet Achtsamkeit?

Unter Achtsamkeit verstehen wir eine gesteigerte Form der Aufmerksamkeit. Achtsam zu sein bedeutet, voll und ganz bei dem zu sein, was wir gerade empfinden, womit wir uns gerade beschäftigen, was wir aktuell tun (Eßwein 2010, 6). Das sollte all jene aufhorchen lassen, die sich täglich in den zeitbudgetierten Hamsterrädern der Arbeitsroutine von Arztpraxen drehen.

Hinter dem Begriff Achtsamkeit verbirgt sich nichts Geheimnisvolles, es geht bei Achtsamkeit um eine bewusste Grundhaltung mir selbst und anderen gegenüber. Achtsamkeit bedeutet, sich bewusst zu vergewissern, was geschieht, während etwas geschieht. Es geht darum, Momente bewusst zu erleben und auf innere Regungen und Gefühle zu hören und zu achten. Weil unsere erlernten Denk-, Verhaltens- und Kommunikationsmuster auch einen wichtigen Anteil an unserer (Arbeits-)Gesundheit haben, gilt es, sich dieser Muster immer wieder bewusst zu werden und sie, wenn sie uns negativ beeinflussen oder blockieren, zu unserem sowie dem allgemeinen Wohle zu verändern.

Weil das Thema Arbeitsgesundheit inzwischen ganz oben auf der gesellschaftlichen Agenda steht, kann Achtsamkeit helfen, ein bewussteres und deshalb auch gesünderes (Arbeits-)Leben zu führen. Im Laufe unserer Sozialisation haben wir alle bestimmte kommunikative Muster erlernt, im Laufe unseres Lebens und unserer beruflichen Entwicklung haben sich bestimmte (Kommunikations-)Muster verfestigt. Gerade in Konflikt- und Stress-Situationen greifen wir unbewusst auf archaische Muster zurück und bewegen uns dabei in die immer gleiche Richtung, ohne zu bemerken, dass wir auf diese Weise nicht weit(er)-kommen, immer wieder an Grenzen stoßen und dabei Energie vergeuden.

Uns achtsam bewusst zu machen, was in unserem Gehirn mit uns geschieht, wenn wir stets auf eingefahrenen Wegen bleiben, uns in stetigen Mustern bewegen, hilft uns möglicherweise, eingefahrene Verhaltens- oder Kommunikationsrouten zu verlassen und neue Straßen des Denkens, Handelns und Begegnens auszukundschaften. Wer stets dasselbe denkt, bekommt auch immer dieselben Ergebnisse.

Etwas bewusst zu tun heißt, die Situation in all ihren Facetten zu betrachten und wahrzunehmen. Wer also seine Wahrnehmung verbessert, seinen Blick sozusagen dehnt, optimiert seine Möglichkeiten, Dinge zu sehen und zu erkennen. Wer über eine große Varianz an Blickwinkeln verfügt, kann auch dementsprechend variantenreicher handeln.

1.2 Achtsam sprechen heißt aufmerksam und präsent zu sein

Weil Sprechen ein Akt (Sprechakt) ist, ist unsere Kommunikation stark beeinflusst durch unsere Haltung, die sich zwangsläufig aus unserer bisherigen Erfahrung speist und sich zu unseren Werten und zu festen Mustern (Haltungen) verdichtet. Sich immer wieder bewusst zu machen, was geschieht, wenn und während wir mit Patienten oder Kollegen in einer bestimmten Weise kommunizieren, heißt, eine reflexive Haltung einzunehmen, uns selbst aus anderer Perspektive wahrzunehmen.

Als Menschen sind wir ständige Kommunikatoren, ob wir wollen oder nicht, denn man kann nach Watzlawick (1969, 53) nicht *nicht* kommunizieren. Als MFA oder Ärzte sind wir es auch beruflich, denn medizinische Berufe sind Kommunikationsberufe. Wer privat nur mangelhaft kommunizieren kann, hat möglicherweise nur eine überschaubare Anzahl an Freunden oder liegt mit Nachbarn im ständigen Streit. Beruflich hat eine mangelhafte kommunikative Kompetenz auch höchst kontraproduktive Folgen. Denn als MFA oder Ärzte stehen wir ununterbrochen im Fokus unserer Patienten. Und die sind kritisch. Es fordert eine stets wache und aufmerksame Präsenz, eine ständige Achtsamkeit, denn unsere Verantwortung gegenüber der Klientel ist groß. Achtsamkeit wird so zu einer unerlässlichen Navigationshilfe, um bewusst die richtigen kommunikativen Schritte zu wählen, die wir gehen müssen, um im Beruf erfolgreich zu sein.

1.3 Jeder kann Achtsamkeit entwickeln

Achtsamkeit ist eine Fähigkeit, die alle Menschen entwickeln können. Schon wenige achtsame Momente an einem Tag erhöhen die Lebensqualität, bringen eine gesteigerte (Arbeits-)Zufriedenheit und schützen sogar vor Burn-out. Eine Art Zustands- oder Selbstmanagement könnte man es nennen, ein Innehalten, eine psychologische (Selbst-)Beratung, für die ich niemand anderen brauche. Achtsamkeit bedeutet eine Hinwendung auf die Gegenwart, die Wahrnehmung des momentanen Empfindens, was einfach klingt, aber doch ziemlich anspruchsvoll ist bei 60.000–80.000 Gedanken täglich, die uns von der Gegenwart ablenken, weil sie sich mehr auf die Vergangenheit oder Zukunft fokussieren.

Schon kleinere Übungen helfen im (Berufs-)Alltag. Es erfordert lediglich, mit den Gedanken da zu bleiben, wo man gerade ist, und sei es unter der Dusche oder bei einem bestimmten Patienten. Das Duschen mit all seinen Facetten einfach als Duschen wahrzunehmen und dem Patienten, der vor einem steht, die volle Aufmerksamkeit zu schenken und dabei nicht an die nächsten Termine oder unerledigt lauernde Aufgaben zu denken, die noch schnell gemeistert werden müssen.

1.4 Achtsamkeit schützt vor Stress

Im oft stressig empfundenen Praxisalltag sind es nicht nur, wie von vielen geglaubt wird, die organisatorischen Rahmenbedingungen oder die personelle Unterbesetzung, die den Arbeitsalltag erschweren. Zuallererst ist es die eigene Bewertung der Umstände und des Umfelds durch uns selbst. Bewerte ich beispielsweise Konflikte oder Beschwerden grundsätzlich als negativ, bin ich konfliktscheu und habe Angst vor Patientenkritik, kommen mir im Konflikt- oder Beschwerdefall negative Gedanken, wird mein weiteres Handeln und Kommunizieren dominiert von unkontrolliert archaisch motivierten hemmenden Reflexen, möglicherweise sogar von Wut und Ohnmacht. Dann bin ich der Gefangene meiner selbst kreierten Welt, möglicher früh erlernter und seitdem nicht mehr hinterfragter fester, mich fesselnder und in meinem Tun hemmender Glaubenssätze, die mich daran hindern, konstruktiv zu handeln und zu kommunizieren. Aus meinem selbst kreierten, häufig auf negativen Erfahrungen beruhenden Weltbild (Alle Patienten nerven! Schon wieder der schwierige Patient! Montage sind am schlimmsten!) resultiert meine Haltung, die letztlich mein Handeln und Kommunizieren beeinflusst. Bin ich Gefangener einer solchen selbst kreierten Realität, reicht oft ein falscher Gedanke, ein falsches Wort eines Patienten zur falschen Zeit und der Tag ist gelaufen. Schon hat man mich auf dem falschen Fuß erwischt, schon hat mich der *schwierige Patient*, den es nur gibt, weil ich ihn so nenne, an der Angel. Wie bei einem Hampelmann werde ich von ihm bedient, zieht er an meiner Strippe, springt mein Stressprogramm an. Schon fallen die falschen Worte, schon ist kein professionelles Kommunizieren und Konfliktmanagen mehr möglich, eine Win-win-Lösung in weiter Ferne. Dann fahre ich aus der Haut, greife unbewusst reflexhaft auf wenig taugliche archaische Verhaltens- und Kommunikationsmuster zurück. In solchen Fällen bin ich von Emotionen gesteuert, meine Hautfarbe verändert sich, mit ihr die Stimme, Ratio und Verstand haben ihren Betrieb eingestellt. In der Folge läuft meine Kommunikation völlig aus dem Ruder, verliere ich Contenance und Kontrolle. Ich bin nur noch genervt. Dann gewinne ich den Eindruck: Die Arbeit stresst mich mal wieder total.

1.5 ... und vor Konflikten

MFA, denen das passiert, sind für eine Praxis in mehrerlei Hinsicht eine Belastung: Wer bei Konflikten aus der Haut fährt, leidet an sich selbst, verliert auf Dauer die Lust an seinem Beruf oder wird krank. Archaisch gelernte Reflexe lassen uns zwar überleben, aber die emotionalen und physischen Kosten sind dabei immens hoch. Professionelles Konfliktmanagement sieht anders aus. Derart emotionsgeladen handeln wir aber nur, wenn unser Gehirn keine anderen Lösungsmöglichkeiten bereithält. Oft sind solche außer Kontrolle geratenen Situationen das Resultat einer mangelhaften Kommunikationskompetenz, eines obsoleten Rollenverhaltens, das sich über die Berufsjahre hinweg verfestigt hat und keinerlei innere Elastizität mehr zulässt. Dann bin ich fest in mir selbst gefangen und empfinde keine Selbstwirksamkeit mehr, weil ich mich von den anderen abgekoppelt habe.

Wenn ich achtsam kommunizieren gelernt habe, weiß, wie ich mich auch in Beschwerdesituationen zu verhalten habe, gerate ich erst gar nicht in solch unangenehme und auf Dauer gesundheitsschädigende Situationen. Deshalb ist es geboten, die eigene Kommunikationskompetenz auf den Prüfstand zu stellen, die eigene Haltung zu überprüfen und verfestigte Muster oder Haltungen wieder zu lösen oder aufzugeben. Gerade im stressig empfundenen Berufsalltag, wo vieles schnell zur Routine wird, schleichen sich häufig Automatismen ein, die nicht hinterfragt werden, die den Berufsalltag auf Dauer aber erschweren und mich darüber hinaus in eine schlechte Stimmung bringen. Unbewusste Urteile und Einstellungen gegenüber bestimmten Patienten oder Kollegen behindern die eigene Kommunikation, gehen auf Kosten der eigenen beruflichen Wirksamkeit und kommunikativen Elastizität, kosten unnötig viel Energie und Kraft.

1.6 Beschreibung ist besser als Bewertung

Häufig sind es Gewohnheiten, die unsere Gefühle, sozialen Beziehungen oder unsere Kommunikation mit anderen bestimmen und lenken. Häufig bewerten wir Menschen sehr schnell. Unsere Gewohnheit sagt uns scheinbar zuverlässig, wie wir über uns und andere denken, dementsprechend mit ihnen umgehen sollen. Unsere Neigung, andere zu bewerten, statt lediglich ihr Verhalten zu beschreiben, beeinflusst unsere Kommunikation oft negativ. Dadurch entstehen Barrieren. Kommunikative Achtsamkeit kann uns dabei helfen, (Bewertungs-)Muster auf den Prüfstand zu stellen, sozusagen mit kritischen Röntgenstrahlen zu durchleuchten. Erst wenn wir uns hemmender Muster und Haltungen bewusst werden, ist der Weg frei für eine offene Haltung und neue Reaktionsmuster anderen gegenüber. Gerade für Menschen im Gesundheitswesen ist Achtsamkeit der Humus, auf dem Beziehungsfähigkeit gedeiht, um in einen guten und konstruktiven Kontakt zu Patienten und Mitarbeitern zu kommen.

2 Selbstmanagement – Arbeitsgesundheit zahlt sich aus

2.1 Raus aus dem Energiedefizit!

Der Arbeitsalltag wird von MFA häufig als stressig empfunden, weil neben dem Patientenmanagement immer noch viele andere organisatorische Dinge zu erledigen sind und zusätzlich Zeitdruck empfunden wird. Patienten sind häufig fordernd und laden ihren Frust, wenn sie beispielsweise für ihren Geschmack zu lange warten müssen, bei den MFA ab. Die sollen dann auch noch Konfliktmanagement betreiben, aufgebrachte Patienten wieder beruhigen und in den Praxisablauf integrieren. Das sind viele Aufgaben, die alle für sich Kraft und Geschick kosten. Wer da nicht hinreichend ausgebildet ist, gerät leicht in ein persönliches Energiedefizit, das, wenn es sich summiert, leicht zu Überlastungsempfinden, Erschöpfung, Müdigkeit und Fehleranfälligkeit führt, eventuell zu Stress oder Burn-out, über längere Zeit auf jeden Fall krank macht.

Wer sich in einem Energiedefizit befindet, kommuniziert dementsprechend: emotional, gereizt, eintönig oder unkontrolliert, kurz unprofessionell. Fühlt man sich gestresst und mit den eigenen Kräften am Ende, so neigt man eher dazu, sich bei Konflikten in Rechtfertigungsendlosschleifen zu verlieren, zu verteidigen, anstatt konstruktiv nach einer Win-win-Lösung zu suchen. Beginnt die Arbeit zu stressen, entstehen rasch negative Gefühle und auch Konflikte in anderen Lebensbereichen, Lösungen rücken dann in weite Ferne. Die Lebensqualität leidet und sinkt.

2.2 Durch Auftanken eine gesunde Balance finden

Um wieder in eine gesunde Balance zwischen Anspannung und Entspannung zu kommen, ist es nötig, das eigene Handlungsinventar ständig zu erweitern, sozusagen den eigenen beruflichen Handwerkskasten mit immer neuen Werkzeugen zu bestücken. Jeder kann so zur eigenen Professionalisierung, zu mehr Erfolg und somit zur eigenen (Arbeits-)Zufriedenheit selbst beitragen. Denn wir sind nach einem alt bekannten Sprichwort selbst unseres Glückes Schmied. Wir müssen uns nur darüber bewusst werden, dass wir selbst aktiv zu unserer Zufriedenheit, unserem Glück beitragen können.

Häufig beschleicht uns ein Gefühl der Mattheit, des Ausgepowertseins nach getaner Arbeit, dann sind wir unzufrieden, motivationslos, nichts macht uns mehr Spaß, ohne genau zu wissen, warum. Wir befinden uns dann in einer Energiekrise, unser Akku ist leer, weil wir vergessen haben, ihn rechtzeitig wieder aufzufüllen. Unser energetischer Zustand ist dann schlecht und wir bleiben wie ein Rennwagen ohne Benzin mitten auf der Stecke stehen. Wir brauchen dringend neue Energie. Wo aber ist die nächste Tankstelle? Nicht weit, denn Energie steckt ständig in uns. Nur koppeln wir uns vom eigenen Benzinhahn häufig unbewusst ab. Indem wir uns beispielsweise negative Gedanken machen, indem wir andere durch einen Negativfilter sehen oder dadurch, dass wir Konflikte negativ bewerten, anstatt sie als Chance zur Veränderung zu nutzen. Überall lauern solche Energieräuber. Wenn wir dann unsere Arbeitspausen auch noch dazu nutzen, mal schnell eine rauchen zu gehen oder in 10 Minuten mit Fastfood unseren Hunger zu stillen, dann gesellen sich zusätzliche Energieräuber hinzu, die den leeren Akku nicht schnell wieder auffüllen können. Gefühlten Stress abends mit ein wenig Alkohol bekämpfen zu wollen, ist ein ebenso nutzloses Unterfangen. Nur ein Energieräuber mehr auf dem Tisch des Hauses. Räuber aber geben bekanntlich nichts, sie nehmen nur.

Kurze Entspannungsübungen (auch während der Arbeit) bringen da deutlich mehr. Oder ein Umdenken bezüglich hemmender Überzeugungen, die einem permanent Druck machen (Ich muss noch mehr schaffen, ich muss schneller werden, alle müssen mit mir zufrieden sein!). Ich sollte meine inneren Ressourcen besser kennen, würdigen und berücksichtigen lernen und meinen eigenen Weg in meinem Tempo gehen. Um nicht permanent Stress zu spüren, brauche ich Ruhe- und Mußezonen sowie Entspannungsinseln.

2.3 Die gute Nachricht – Es gibt gar keinen Stress!

Stress an sich gibt es gar nicht. Stress kreiere ich mir selbst. Durch mein Denken, meine Haltungen, Einstellungen und Glaubenssätze. Je offener und flexibler meine Haltung ist, desto offener und flexibler kann ich mit bestimmten Situationen oder Menschen, die mir angeblich Stress machen, pro-aktiv umgehen. Je mehr Werkzeuge mir beim Kommunizieren mit anderen zur Verfügung stehen, desto besser kann ich agieren und gerade in Konflikt- oder Beschwerdefällen reagieren und reparieren. Deshalb ist es wichtig, permanent positive Energien zu tanken, um genügend Stressresistenz anzusammeln. Denn permanent gespürter Stress macht nicht nur unzufrieden, sondern krank. In Pausen ein wenig Bewegung oder ein kurzer Spaziergang hilft bereits, negativen Stress (Disstress) abzubauen. Entspannungstrainings und Meditation schützen ebenfalls vor Krankheit. Selbst ein kurzes bewusstes Lächeln produziert Glückshormone im Körper und wirkt positiv auf das Immunsystem. Wer weiß, wie man den eigenen Tank füllt, lebt zufriedener arbeitet entspannter und besser. Wer bei einem aufkommenden Unwetter über geeignete Kleidung in Form eines großen Handlungsrepertoires verfügt, den haut beim ersten Gegenwind so schnell nichts um.

Entscheidend für Ihren jeweiligen Gemütszustand am Arbeitsplatz sind Ihre Gedanken. Nicht die Umstände (dass sich heute wieder so viele Patienten beschweren, dass eine Kollegin krankheitsbedingt ausgefallen ist, noch 20 Anrufer auf einen Rückruf warten ...). Innere Zustände sind insofern Modelle und Programme, die über Jahre unbewusst abgespeichert wurden, die wir teilweise von unseren Mitmenschen übernommen haben, die unbewusst in uns angelegt wurden (Kutscher u. Seßler 2007, 79). Deshalb ist es wichtig, die Verantwortung für das eigene Befinden nicht auf Umstände und andere Personen auszulagern, sondern selbst Verantwortung für sich zu übernehmen. Nicht die anderen sind schuld oder die Umstände. Ich selbst habe es mit meinen Gedanken in der Hand, mich, die Dinge und andere zu steuern. So kann Veränderung gelingen. Für eine schnelle aber kurzfristige Besserung des als negativ empfundenen eigenen Zustands empfehlen Kutscher und Seßler, sofort eine aufrechte Körperhaltung einzunehmen, tief durchzuatmen und den Fokus von der Bewertung auf die Beschreibung der Umstände, von der Schwierigkeit auf die Möglichkeit zu verschieben. Fragen Sie, welche Möglichkeiten und Chancen oder welche positiven Aspekte das aktuelle Problem bietet (Kutscher u. Seßler 2007, 79). Krise heißt Wendepunkt. Wenden bedeutet, eine neue Richtung einzuschlagen. Und die eröffnet wiederum neue Perspektiven.

2.4 Ich bestimme, ob ich Stress haben möchte

Ihr innerer Zustand bestimmt die Art, wie Sie kommunizieren. Sie selbst bestimmen, ob Ihre Gedanken positiv oder negativ sind, ob Sie die Welt positiv oder negativ sehen wollen und ob Sie dadurch positive oder negative Energie tanken möchten. Wichtig ist, *wie* und *was* Sie über sich selbst denken und *wie* Sie mit sich selbst umgehen. Denn so denken auch die anderen über Sie und behandeln Sie dementsprechend. Reflektieren, sich die eigenen Gedanken immer wieder bewusst zu machen, heißt achtsam zu leben. Es ist die Voraussetzung dafür, sich über einen (Arbeits-)Tag immer wieder selbst in positive Stimmung zu bringen und sich (und andere) zu motivieren.

Welling weist auf den engen Zusammenhang zwischen positivem Denken und effektiver, positiver und konstruktiver Sprache hin. Eine positive Sprache ist nicht nur angenehm und wichtig für unseren jeweiligen Gesprächspartner, sie ist auch wichtig für unsere eigene Gesundheit. Negative sprachliche Äußerungen erzeugen Stressreaktionen bei unserem Gegenüber. Die Folge sind Ausschüttungen von Stresshormonen. Nicht nur die Kommunikation leidet darunter. Auch wir zahlen einen Preis für die Verwendung negativer Sprachmuster. Durch sie werden ungünstige und wenig hilfreiche Eintragungen in unserem Unterbewusstsein vorgenommen sowie negative Denkmuster verstärkt (Welling 2005, 69).

2.5 Sammeln Sie auch bei der Arbeit Punkte

Achtsam zu sein bedeutet, sich immer wieder der vielen kleinen positiven Dinge bewusst zu werden, die uns über den (Arbeits-)Tag begegnen. Häufig haben wir aufgrund unserer negativen Einstellung den Blick für die vielen kleine Freuden verloren. Wer lernt, seinen Blick etwas zu dehnen, beginnt, die eigene Wahrnehmung zu verändern. Positive Gedanken geben neue Energie und versetzen uns bewusst in eine positive Stimmung. Wenn wir bisher negativ Erlebtes einfach umdeuten (Fachbegriff: Refraiming), das heißt in einen neuen schöneren Rahmen stecken, geben wir bisher negativ Erlebtem eine neue positive Wirkung. So wie alte Bilder in neuen Rahmen eine ganz andere Wirkung erlangen, erscheinen uns bisher in negativem Licht schummernde Dinge plötzlich strahlend. Aus dem *schwierigen* Patienten wird ein leidender Patient, für den Sie plötzlich Mitleid empfinden können, aus dem Nervtöter vor Ihrem Tresen, der nicht warten kann, wird ein unglücklich-ungekonnt kommunizierender Schmerzpatient, dem Sie durch Umdenken plötzlich Empathie schenken können.

Sie haben also Wahlmöglichkeiten. Sie entscheiden, wie Sie mit bestimmten Situationen und Menschen umgehen, wie Sie Konflikte und Beschwerden mit Patienten lösen möchten. Sie arbeiten professionell, wenn Sie über eine Auswahl an möglichen Handlungs- oder Kommunikationsmustern verfügen. Ihre Weltsicht ist positiv, Ihre Kommunikationswerkzeuge sind vielfältig und auf dem neuesten Stand. Sie greifen im Bedarfsfall immer nach dem richtigen Tool.

2.6 Blockaden erkennen – Fesseln lösen

Wenn es Ihnen gelingt, zu erkennen, welche Ihrer inneren Überzeugungen Sie blockieren und wie diese Ihr gegenwärtiges Denken (negativ) beeinflussen, wenn Sie sich von fesselnden Gedanken und Haltungen freimachen können, dann wird der innere Druck nachlassen, der Ihrem Handeln in bestimmten Situationen bisher Fesseln angelegt hat. Dann werden die inneren Energiequellen wieder sprudeln. Achten Sie deshalb immer auf Ihre Gedanken, denn sie werden zu Haltungen und Worten anderen gegenüber. Die Haltungen werden zu Überzeugungen und Gewohnheiten, daraus entsteht Ihre Sicht der Welt. Wer positiv denkt, der meistert den Praxisalltag leichter und geht deutlich entspannter mit sich und anderen um (und nach Dienstende auch nach Hause).

Anstatt an einem verregneten Montagmorgen aufzustehen und zu sagen: *Scheißwetter, und jetzt noch zur Arbeit, das packe ich nicht!*, sagen Sie: *Die Natur freut sich über den Regen, ich freue mich auf meine Arbeit, denn ich bin gut.* Ob es stimmt oder nicht, ist Ihrem Unterbewusstsein völlig egal. Wenn Sie positiv denken, hat das auf jeden Fall eine positive Wirkung auf Ihren Energiehaushalt. Und besonders auch auf Ihre Art zu kommunizieren. Natürlich auch auf andere, denn Ihre Ausstrahlung wird ebenfalls positiv sein und strahlt auf andere (Ihr gesamtes Team und die Patienten) ab. Probieren Sie es einfach aus. Oft ist es Bequemlichkeit, die uns hindert, etwas zu verändern. Oder über die Jahre lieb gewonnene Angewohnheiten verstellen uns den Weg. Die eigene Komfortzone zu verlassen, heißt, einen bewussten Schritt zu tun in eine neue Richtung. Hinein in die Lernzone.

2.7 Raus aus der Komfortzone!

Verlassen Sie öfter Ihre Komfortzone, entwickeln Sie neue Gedanken, so gelingt lebenslanges Lernen. Nur wer seine Kommunikationsmuster immer mal wieder hinterfragt und auch verändert, bleibt in seiner persönlichen Entwicklung elastisch und sensibel. Und kann dementsprechend konstruktiv und serviceorientiert in seinem Beruf agieren.

Mögliche Fragen auf dem Weg hin zur Veränderung (zum Refraiming/zur Umdeutung) behindernder innerer Muster, Haltungen oder Glaubenssätze könnten beispielsweise lauten:

- Ist das wirklich wahr, was ich (über diesen bestimmten Patienten/diese Situation) denke?
- Woher weiß ich, dass das wahr ist?
- Wie kann ich mir so sicher sein, dass das, was ich denke, wirklich stimmt?
- Wer wäre ich ohne diese negativen Gedanken und Gefühle, die mich blockieren?
- Wie würde es mir gehen, wenn ich anders über diesen Patienten/diese Situation denken würde?
- Wie reagiere ich, wenn ich mit meinem Gegenüber nicht einverstanden bin?
- Wie würde es mir gehen, wenn ich die Schuld nicht den anderen/der bestimmten Situation geben würde?

Setzen Sie sich im Geiste eine rosarote Brille auf und betrachten Sie den bisher als *schwierig* eingestuften Patienten mal durch diese gefärbten Gläser, ohne die Probleme, die es mit ihm gibt, zu verdrängen. Er erscheint Ihnen plötzlich als Person in einem anderen, deutlich helleren oder schöneren Licht. Das macht sein Verhalten noch nicht besser. Nur bekommen Sie dadurch einen besseren kommunikativen Zugriff auf ihn. Denn Sie sind ihm wegen seines streitbaren Verhaltens nicht länger böse. Vielmehr suchen Sie freundlich in Ton und Stimme (Stimmung) und konstruktiv wertschätzend nach einer gemeinsamen Win-win-Lösung für sein Problem. Stellen Sie sich die Frage, ob es für Sie wichtiger ist, Recht zu haben oder glücklich zu sein.

3 Zu Risiken und Nebenwirkungen achtsamer Kommunikation

3.1 Achtsames Kommunizieren ist Heilen

Kommunikation in der Medizin ist alles, denn mit einem Patienten sprechen heißt, mit ihm gemeinsam zu handeln. Wer über eine Vielfalt sprachlicher Möglichkeiten verfügt, verfügt auch über ein großes Repertoire an Handlungsmöglichkeiten. Das Kerngeschäft des Arztes ist das Heilen. Das Gelingen eines Heilungsprozesses hängt entscheidend davon ab, ob der Arzt und seine MFA in der Lage sind, effektiv zu kommunizieren und so in einen vorurteilsfreien und selbstwirksamen Dialog mit dem jeweiligen Patienten zu kommen. Selbstwirksamkeit zu spüren bedeutet, auf andere einzuwirken, sie positiv beeinflussen zu können. Eine tragfähige und vertrauensvolle Beziehungsebene herzustellen, welche die nötige Compliance garantiert, ist Voraussetzung dafür. Allein durch sie gelingt es, Vertrauen beim Patienten aufzubauen. So ist die Kommunikation das Fundament, der Katalysator, durch den Heilungserfolge erst möglich werden. Deshalb sollte sie auch in den Fokus einer Praxis gestellt werden.

Das medizinische Fachpersonal ist hauptsächlich organisatorisch mit den Patienten im Dialog, egal ob telefonisch Termine verabredet, Rezepte ausgestellt, Patientendaten aufgenommen oder Patienten durch die Praxisabläufe begleitet werden. Das Anforderungsprofil an das medizinische Fachpersonal geht aber weit über diese routinemäßigen Aufgabengebiete hinaus. Denn ebenso wichtig wie organisatorisches Talent ist beispielsweise Empathie- oder Beziehungsfähigkeit, denn die Bedürfnisse kranker Menschen sollten stets im Fokus stehen. Außerdem müssen MFA über ein hohes Maß an Frustrationstoleranz verfügen, denn gerade kranke Menschen sind mit ihren individuellen Befindlichkeiten mitunter distanzlos fordernd und nicht immer einfach im Umgang. Deshalb sind kommunikative Kompetenzen für einen patientenorientierten Beziehungsaufbau in medizinischen Berufen von elementarer Bedeutung. Denn patientenorientiertes Handeln ist immer sprachliches Handeln.

3.2 Mit Freundlichkeit überzeugen – Ängste nehmen

Im Arbeitsalltag einer Praxis wird das organisatorische Kerngeschäft von den MFA häufig als anstrengend und stressig empfunden. Tätigkeiten werden zur Routine, lähmende Wiederholungen der immer selben Prozesse führen zu geistiger und körperlicher Ermüdung und Erschöpfung. Trotzdem müssen ständig Freundlichkeit, gute Laune und Zuversicht ausgestrahlt und an die Patienten weitergegeben werden. Schließlich entscheidet das Empfangsteam einer Praxis darüber, ob der Patient sich angenommen, in seinem gesundheitlichen Dilemma ausreichend gewürdigt und sprachlich verstanden fühlt. Das Empfangsteam ist die Visitenkarte einer Praxis und trägt dementsprechend enorm viel Verantwortung dafür, dass der Patient wiederkommt.

Dass Ärzte in Deutschland fachlich sehr gut ausgebildet sind und über eine herausragende und international anerkannte fachliche Expertise verfügen, steht außer Frage. Wie es dagegen um die kommunikative Kompetenz bei Medizinern und deren Fachpersonal steht, ist häufig eine andere weit unterschätzte Baustelle.

Wie in vielen anderen Berufen hat sich auch das Anforderungsprofil an Ärzte und MFA stark verändert. Die Ansprüche an die Qualität der Kommunikation wachsen in unserer Gesellschaft ständig, denn nicht allein durch die Erkenntnisse der Neurobiologie wissen wir heute viel genauer, wie der Mensch tickt, was er von seinem Kommunikationspartner erwartet, wie er als Person angesprochen und behandelt werden möchte. Für den kranken Menschen, den Patienten, gelten diese neurobiologischen Maßstäbe in besonderem Maße. Denn Kranke wollen in jeder Hinsicht besonders gut, sensibel und zuvorkommend behandelt werden. Und Ärzte behandeln bekanntlich Menschen. Medizinisch und kommunikativ. Sie behandeln Patienten mit anerkannt ärztlicher Kunst, operieren sie oder wenden andere medizinische Kunstgriffe mithilfe von Apparaten an, verabreichen Medikamente und geben medizinischen Rat mit auf den Patientenweg. Bei fast allen Tätigkeiten aber müssen sie mit den Patienten sprechen: ihn annehmend und freundlich begrüßen, empathisch und verständlich erklären, beruhigen und vor allem Ängste nehmen, ihn vom Verlauf einer Therapie überzeugen, ihm Hoffnung und Zuversicht vermitteln.

3.3 Beziehungen schaffen

Zu einer guten Kommunikation gehört auch, gut und aktiv zuhören zu können und den Patienten so anzunehmen, wie er ist, und ihn auch in seiner Welt verstehen zu wollen (ein in der Kommunikation stark unterschätztes Phänomen). Ärzte müssen kurzum beziehungsfähig sein, Beziehungen aufbauen und pflegen können. Das medizinische Fachpersonal hat ein vergleichbares Anforderungsprofil. Gelingt die nötige Beziehungsarbeit mit dem Patienten nicht, ist nicht nur die notwendige Compliance in Gefahr, dann wird der Patient sich schnell eine andere Praxis suchen. Denn ohne Beziehungsebene gibt es keine gemeinsame Arbeitsebene. Und ein Patient, der bei der Therapie nicht mitarbeitet, hat deutlich weniger Chancen auf Heilung.

Weil Kommunikation ein Prozess ist, der unter bestimmten Voraussetzungen gelingen und unter anderen scheitern kann, entscheidet vor allem die Art und Weise, *wie* etwas gesagt wird, darüber, *was* beim anderen ankommt und ob es gelingt, ein Miteinander zu kreieren, zu einer Win-win-Lösung beider Kommunikationspartner zu kommen. Wer im Bewusstsein mit Patienten kommuniziert, dass Menschen stärker auf Körpersprache, Stimme und Tonfall reagieren als auf die Botschaft selbst, hat einen ersten großen Schritt gemacht hin zu mehr Professionalität. Wer gut kommunizieren kann, landet leichter bei Patienten und Mitarbeitern. Wer in gutem Kontakt mit sich selbst ist, kommt auch in guten Kontakt zu anderen.

3.4 Klare Worte schaffen Vertrauen

Weil die Nicht-Mediziner unter den Patienten wohl den größten Teil der Kundschaft ausmachen, muss der Arzt einen sprachlichen Duktus finden, der ihm eine kommunikative Brücke zum Patienten baut. Der Großteil der Patienten kann sich über die fachliche Qualität des Arztes selten ein adäquates Bild machen, er muss ihm fachlich einfach vertrauen. Aber dieses Vertrauen ergibt sich nicht von selbst, nur weil der Arzt einen weißen Kittel und ein Namensschild mit dem Doktortitel trägt. Blindes Vertrauen funktionierte vielleicht früher einmal, als Polizisten, Lehrer und Ärzte per se als Autoritäten in der Gesellschaft anerkannt wurden und man ehrfürchtig zu ihnen aufblickte und ihre Ratschläge unwidersprochen als verbindlich an- und hingenommen hat. Heute ist es glücklicherweise nicht mehr weit her mit der Autoritätshörigkeit. Heute muss man sich die eigene Autorität immer wieder neu verdienen. Neben der rein sprachlichen Kompetenz muss auch die Körpersprache des Arztes entsprechend entwickelt sein, muss er neben rein medizinischer Rhetorik auch allgemeinverständlich übersetzen können, ohne beim Patienten Ängste zu schüren. Er muss Empathie und Vertrauen schenken können und beziehungsfähig sein.

Die Klientel ist mit der Zeit kritischer geworden, durch die Medien häufig semiaufgeklärt, fühlt sie sich mitspracheberechtigt und nicht automatisch ausgeliefert und autoritätshörig an bestimmte Ärzte oder Praxen gebunden. Selbst wenn das Wort Professor vom weißen Kittel grüßt, garantiert das heute kein automatisch uneingeschränktes Vertrauen, höchstens Respekt, der natürlich auch verdient ist. Vertrauen aber muss mit jedem Patientenkontakt neu aufgebaut werden. Auch wenn der Mediziner hochdekoriert ist und möglicherweise über die Landesgrenzen hinaus eine große Reputation genießt.

Ich habe als (Privat-)Patient häufig gerade mit hochdekorierten Professoren kommunikativ die schlechtesten Erfahrungen gemacht. Je höher die fachliche Kompetenz, desto mehr wird sich manchmal allein auf das rein Fachliche verlassen. Andere persönliche Qualitäten rücken dann unbewusst in den Hintergrund, bleiben hier und da zuweilen auch ganz auf der Strecke. Aber die sogenannten Soft Skills gewinnen in unserer Gesellschaft immer mehr an Bedeutung und deren professionelle Ausbildung ist demzufolge für alle Berufsgruppen, die mit Menschen zu tun haben, unverzichtbar. Für Ärzte und MFA ganz besonders.

3.5 Die beste Medizin: Sympathie und Empathie

Patienten befinden sich, wenn sie eine Praxis konsultieren, oft in einem physisch und psychisch labilen (Ausnahme-)Zustand, der zuallererst nach Zuspruch und Vertrauen verlangt. Um für den Therapieerfolg das nötige emotionale Gleichgewicht wiederherzustellen, muss der zuständige Arzt Empathie und Zuversicht schenken können. Denn ohne die Compliance (übersetzt: Komplizenschaft) zwischen der Personalunion aus medizinischem Fachpersonal, Arzt und Patient läuft in der Medizin wenig. Vertrauen gewinnt man, indem man sein Gegenüber ernst nimmt und nicht bevormundet, belehrt oder ihm durch das Verwenden von Babysprache sein Erwachsensein abspricht *(Wie geht es uns denn heute?)*. Vertrauen gewinnt man auch nicht durch Medizinerlatein.

Untersuchungen zufolge wählen 96 Prozent der Patienten ihren Arzt nach der Zuwendung aus, die sie erhalten (Welling 2005, 169). Gerade ältere Patienten benötigen aufgrund limitierter persönlicher Kontakte empathische Ärzte, die auch vor Berührung und Nähe keine Scheu zeigen. Die Diagnostik bietet hierfür ein geeignetes Feld. Zeit, die für Empathie genutzt wird, bleibt Menschen überproportional intensiv im Gedächtnis und ist daher eine gute Investition in den Patienten.

Sympathie (oder Antipathie) entsteht bei neuen Patienten beim Erstkontakt mit einer Praxis. Wie beim Flirten entscheiden die ersten Sekunden. Insofern ist eine achtsame Kommunikation Voraussetzung für die Patientenbindung. Der Erstkontakt mit der Praxis erfolgt meist über das Medium Telefon. Hier sind die MFA gefragt. Ob diese angemessen und überzeugend telefonieren können, entscheidet häufig darüber, ob der potenzielle neue Kunde zum Patienten wird.

4 Telefonieren will gelernt sein – mit dem Hörer für die Praxis werben

4.1 Wer telefonieren kann, spart Zeit (und Nerven)

Telefonieren kann nicht jeder, es will gelernt sein. Gerade das professionelle Telefonieren unterliegt ganz bestimmten Regeln, mit denen alle, die das Telefon bedienen, auch vertraut sein sollten. Das Telefonieren in Arztpraxen erfordert ganz bestimmte Kompetenzen von den Angestellten. Karweina weist darauf hin, dass das Telefon in Arztpraxen oft eher wie eine lästige Pflicht behandelt wird und deshalb für das Telefonieren auch häufig keine Standards definiert sind (Karweina 2013b, 5). Weil das so ist, kostet das Telefonieren häufig auch unnötig viel Zeit und Nerven. Karweina rechnet aus, dass Angestellte, die das professionelle Telefonieren beherrschen, 30–60 Minuten Zeit am Tag einsparen könnten. Darüber hinaus wird oft verkannt, dass das Telefon einer Arztpraxis ein überaus geeignetes und preiswertestes Werbemedium für eine Praxis sein kann – sofern es dementsprechend bedient und genutzt wird. Deshalb sollte der Telefondienst viel mehr in den Fokus des Interesses einer Praxis gerückt und das Personal dafür besser geschult werden. Und natürlich auch die Hard- und Software so funktionieren, dass sie imstande ist, mehrere hundert Anrufe pro Tag technisch zu stemmen. Denn das Telefonmanagement einer Praxis ist ein wichtiger Teil ihrer Visitenkarte. Lange Wartezeiten oder das Verweilen in Endlosschleifen schrecken neue Kunden eher ab.

So verlängert sich kurz nach dem Wählen der Praxisnummer für viele Patienten die Leidenszeit, wenn ihr Gespräch aufgrund einer mangelhaften Telefontechnik oder personeller Unterbesetzung gar nicht zustande kommt oder sie nach 20-maligem Klingelton ungefragt in irgendwelchen Warteschleifen geparkt werden. In puncto Telefontechnik gibt es für viele Praxen noch einen erheblichen Aufrüstungsbedarf.

4.2 Der erste Eindruck entscheidet

Hat der Patient Glück und trifft tatsächlich auf eine menschliche Stimme, sind die ersten Sekunden entscheidend. Fühlt sich ein potenzieller neuer Patient bereits am Telefon nicht richtig verstanden oder ungenügend respektiert und in seiner Person nicht hinreichend wertgeschätzt, spürt er beim ersten Telefonat bereits Zeitmangel und Hektik, verliert eine Praxis einen möglichen neuen Stamm-Patienten. Der wird sein telefonisches Negativ-Erlebnis weiter kommunizieren, was für die Praxis bedeutet, weitere potenzielle Patienten verloren zu haben. Welling stellt folgende Faustregel auf: Ein unfreundlicher Mitarbeiter oder Arzt verliert pro Jahr ca. 100 Patienten. Damit büßt eine Praxis 100-mal den Umsatz von ca. 5 Jahren ein, wenn der telefonische Erstkontakt misslingt. Jeder der 100 Unzufriedenen gibt seine negativen Erfahrungen an ca. 5 weitere mögliche Patienten weiter, so ist schnell ein Negativimage für eine Praxis aufgebaut. (Welling 2005, 8).

Eine professionelle Telefon-Kompetenz der MFA, gepaart mit moderner (auch bei einer Vielzahl von gleichzeitigen Anrufen funktionstüchtiger) Telefontechnik hätte das verhindern können. Ein gelungener telefonischer Erstkontakt wird stark unterschätzt, ist aber die wichtigste und preisgünstigste Werbekampagne für jede Praxis und sollte bei aller Hektik, die in Praxen herrscht, auch als eine solche wahrgenommen und genutzt werden. Die gute Nachricht: Professionelles Telefonieren ist ebenso wie achtsames Kommunizieren leicht erlernbar. Dazu im Folgenden einige Tipps.

Es gibt bestimmte Vorgaben und Regeln zu beachten, um nicht nur beim Erstkontakt mit Patienten einen sehr guten Eindruck zu hinterlassen und den potenziellen Neukunden sofort an die Praxis zu binden. Die erforderlichen Zutaten für ein gelingendes Telefonat sind vor allem Klarheit, Höflichkeit, Verständnis, Offenheit und Empathie. Garniert mit positiver Sprache und einer angenehmen Stimme ist der richtige Mix schon zubereitet.

Beim telefonischen Erstkontakt geht es meist um die Aufnahme eines neuen Patienten und das Verabreden eines Termins. Dieser Kontakt ist ausschlaggebend für die Entscheidungsfindung des potenziellen Kunden. Sympathie oder eher Antipathie, das ist hier die alles entscheidende Frage. Aus der Telefonkompetenz der Mitarbeiter zieht der Patient Rückschlüsse auf die fachlichen wie menschlichen Qualifikationen der anderen MFA sowie der Ärzte. Die Kommunikationskultur am Telefon kann also das nötige Vertrauen für eine Beziehung aufbauen, denn die medizinischen Fähigkeiten des Arztes kann der neue Patient ohnehin noch nicht aus eigener Erfahrung beurteilen.

4.3 Die Stimme macht Stimmung für die Praxis

Weil die Körpersprache am Telefon nicht zum Einsatz kommen kann, macht die Stimme rund 90 Prozent der Wirkung aus. Sie ist das Arbeits- oder auch Musikinstrument der Fachangestellten, ihr Klang sagt etwas über die Stimmung nicht nur an den Telefonarbeitsplätzen, sondern in der gesamten Praxis aus. Deshalb sollte dieses Instrument immer gut gestimmt sein. Stimme und Stimmung sind eng miteinander verbunden, deshalb müssen sich Telefondiensthabende auch immer wieder neu in Stimmung bringen.

Natürlich hat jeder eine gewisse Tonlage, ein persönliches Timbre, aber die aktuelle Stimme variiert je nach eigener Stimmung. Durch einen angenehmen Klang der Stimme kann man den Gesprächspartner auch in eine angenehme Stimmung versetzen. Kutscher und Seßler weisen darauf hin, dass der Stimmklang des Sprechenden die jeweilige Atmosphäre bestimmt und nur eine wohlklingende Stimme auch rhetorisch-kommunikative Fähigkeiten auf den Punkt bringen kann. So wird die Stimme zum Fundament für jedes erfolgreiche Gespräch (Kutscher u. Seßler 2007, 57).

4.4 Wie bringe ich mich in die richtige Telefonstimmung?

Die entscheidende Frage lautet: Wie gelingt es, im häufig als stressig empfundenen Arbeitsalltag einer Praxis in gute Stimmung zu kommen? Unsere Stimme wird als Spiegel unserer Persönlichkeit wahrgenommen, die Stimme zu schulen und zu trainieren, gehört zum Persönlichkeitstraining (Raupach 2008, 12). Weil wir mittels der Stimme unsere Emotionen und unsere Beziehung zum Gesprächspartner mitteilen, empfiehlt Raupach, die Resonanzräume des Körpers zu nutzen und in einer möglichst positiv gespannten Körperhaltung (Eutonie) zu telefonieren. Insofern kommt die Körpersprache indirekt auch beim Telefonieren zum Einsatz. Denn körperliche Anspannung oder Verkrampfung kann man hören. Headsets eignen sich deshalb auch besser als eingeklemmte Hörer zwischen Ohr und Schulter. Denn Verkrampfung führt immer zu einem negativen Tonfall. Angenehme Stimmen entstehen durch positiv gespannte Körperhaltungen. Deshalb muss man gerade an den Telefonarbeitsplätzen besonders darauf achten, dass die Telefonierenden durch eine richtige Körperhaltung eine angemessene Körperspannung (nicht zu angespannt und auch nicht zu entspannt) auf ihren Stühlen aufbauen können. Das Sitzmöbel spielt dabei eine nicht unwesentliche Rolle und sollte mit Bedacht ausgesucht werden. Diese vorteilhafte, eutonisch genannte Haltung bedarf der Übung, weil wir dazu neigen, unseren Körper (unser Instrument) entweder in eine zu angespannte oder zu entspannte Haltung zu bringen (Raupach 2008, 13).

Raupach empfiehlt während der Arbeitszeit Körperhaltungs-Übungen: Füße schulterbreit voneinander auf den Boden stellen, Bodenkontakt herstellen, Po in die Mitte der Sitzfläche, Wirbelsäule aufrichten, Brust leicht nach vorn strecken, Kopf gerade und eine Minute lang tief in den entspannten Bauchraum hineinatmen. Nutzen Sie kurze Pausen für solche Übungen, denn wir fallen gerade bei sitzenden Tätigkeiten häufig nach kurzer Zeit in uns zusammen. Denken Sie daran: Die meiste Energie bekommen Sie durch richtiges Atmen. Kurze Übungen über einen Arbeitstag verteilt erhöhen das Wohlgefühl und die Leistungsfähigkeit und sind außerdem gut für den Rücken. Kutscher und Seßler empfehlen, den Mund für ein resonanzreiches Sprechen zu dehnen, am einfachsten durch Gähnen und gleichzeitiges Strecken des gesamten Körpers (Kutscher u. Seßler 2007, 59f.).

4.5 Aufstehen macht munter

Am besten telefoniert es sich im Stehen, weil Stimme und Atmung ebenfalls miteinander verknüpft sind. Je freier die Atmung fließen kann, desto leichter kann man auf die Stimme Einfluss nehmen. Setzen Sie Ihre Stimme möglichst ökonomisch und wirkungsvoll ein. Weil viele Menschen zu flach und lediglich in den Brustkorb hinein atmen, anstatt den Atem tief in den Bauch strömen zu lassen, können Übungen helfen, um den Resonanzraum zu öffnen. Raupach stellt eine einfache kurze Übung vor, mit der es gelingt, die durch dauerndes Sprechen angespannte Kiefer- und Halsmuskulatur wieder zu lockern. Erinnern Sie sich einfach an Ihre Lieblingsspeise, erinnern Sie sich an das Kauen und das „mmh, mmh, mmh“ und stellen Sie sich vor, Sie würden die Kauübung ausführen und hören sich innerlich Ihr genüssliches „mmh mmh“ an. Schon bei der Vorstellung werden unsere Muskeln aktiviert (ähnlich wie beim Pawlowschen Hund). Nach Raupach ist Sprechen tönendes Ausatmen, die Stimme tönendes Fühlen – finden Sie also Ihren eigenen richtigen Ton.

4.6 Mit der Stimme ein Bild malen

Der Klang der Stimme ebenso wie die Wortwahl lassen in der Vorstellung des Patienten ein erstes Bild von der Praxis entstehen. Deshalb sollte gerade am Telefon immer ein angenehmer und warmer Ton angeschlagen werden. Er ist nicht nur das Fundament für den Aufbau länger tragender guter Beziehungen zu Patienten, sondern auch eine erstklassige und noch dazu extrem preisgünstige Werbung für eine Praxis. Ziel des Erstkontakts sollte sein, den Anrufer ebenso wertschätzend, empathisch wie professionell als Menschen wahr- und als Patienten aufzunehmen, sodass beim Anrufer ein nachhaltig seriöser und angenehmer Eindruck entsteht, der eine längerfristige Bindung zur Praxis gewährleistet.

Deshalb hinterlassen nicht nur die Worte, die man wählt, einen bleibenden Eindruck, die Tonlage und Betonung sind von ebenso entscheidender Bedeutung für eine repräsentative Außenwirkung der Praxis. Der gute Ton macht auch hier die Musik. Viele Praxen machen hier den Fehler, das Telefonpersonal nicht ausreichend für diese verantwortungsvolle Aufgabe zu schulen und die Mitarbeiter viel zu lange an einem Telefonarbeitsplatz arbeiten zu lassen. Professionelles Telefonieren erfordert ein Höchstmaß an Konzentration, Energie und Technik. Deshalb sollten Telefonarbeitsplätze möglichst nicht länger als drei Stunden hintereinander mit derselben Person besetzt sein. Nachlassende Konzentration erhöht nicht nur die Fehleranfälligkeit, nachlassende Energie und körperliche Erschöpfung hört der Kunde auch an der Stimme. Und erschöpft und müde klingende Mitarbeiterstimmen sind keine gute Werbung.

Der Anrufer hört genau, in welcher physischen und psychischen Verfassung sich sein Gesprächspartner gerade befindet und welche Dosis von Aufmerksamkeit und Wertschätzung ihm als Person geschenkt wird. Daraus schließt er, welchen Service er zukünftig von der Praxis erwarten darf und mit welcher Hilfe und Unterstützung er rechnen kann. Ist eine Fachkraft auch auf medizinischem Terrain fit, so vermittelt sich das dem Kunden im Gespräch. Professionalität suggeriert Vertrauen auch in den Rest der Belegschaft. Da der mögliche Neukunde ausgesuchte Teile der Praxis selbst möglicherweise aus seiner Internetrecherche gesehen hat, entsteht in seinem Gehirn ein erstes Gesamtbild, das ihm eine gewisse Atmosphäre übermittelt. Deshalb sind (wie beim Flirt) die ersten Sekunden und Sätze des Telefonats von entscheidender Bedeutung. Sie befeuern ein positives Bild oder bringen es mit nur wenigen Worten zum Einsturz. In den ersten vier Sekunden entscheidet sich interpersonell bekanntlich immer so einiges und man bekommt selten eine zweite Chance für den ersten Eindruck.

Deshalb sollten MFA, die das Praxistelefon bedienen, immer aktiv ins Telefon lächeln, denn das hört der Kunde. Klingelt der Apparat, so schenken Sie dem Gerät Ihr schönstes Lächeln. Wenn Sie es einmal vergessen, kleben Sie sich Smilies aufs Telefon, die Sie daran erinnern. Mit diesem Lächeln verändern Sie Ihre eigene Stimmung und Stimme positiv und die des Kunden ebenfalls. Der gesamte Kommunikationsprozess wird dadurch wärmer und herzlicher gefärbt. Es hilft auch, ab und zu Telefonate im Stehen zu führen, um sich wieder in eine günstige, eutonische Haltung zu bringen. Gerade bei Beschwerden wird Ihre Stimme durch das Aufstehen kraftvoller und unterstreicht das Gesagte.

4.7 Beim ersten Klingeln beginnt der Service

Der Servicenachweis einer Praxis beginnt also mit dem ersten Klingelton des Telefonapparats. Ein kundenfreundlicher Service wird demonstriert, indem man das Telefon nicht länger als dreimal klingeln lässt. Nichts ist für Kunden lästiger, als lange auf eine Antwort warten zu müssen, in irgendwelchen Warteschleifen geparkt oder von einer elektronischen Stimme irgendwohin geleitet zu werden, womöglich unterlegt von einem sich ständig wiederholenden Musikjingle, auf den man gerade jetzt überhaupt keine Lust hat. Es gibt Praxen, die ununterbrochen Meditationsklänge in Endlosschleifen über ihre Kundschaft ergießen, wahrscheinlich um die Wartezeiten kürzer erscheinen zu lassen oder die Patienten milde zu stimmen. Ich halte die musikalische Dauerberieselung in Supermärkten möglicherweise für verkaufsfördernd, in Arztpraxen eher für kontraproduktiv. Denn nur in den seltensten Fällen tritt wohl eine Kongruenz mit dem musikalischen Geschmack der unfreiwilligen Zuhörer ein. Außerdem ist die

Klangqualität von Musik über das Telefon nicht nur für musikverwöhnte Ohren meist unerträglich, sodass dieser Versuch dieses aktiven Wartezeitmanagements von vornherein als gescheitert angesehen werden kann.

Beziehungsfördernd hingegen wirkt, wenn der Kunde zeitnah mit einer menschlichen Stimme in persönlichen Kontakt kommt. Zu einer authentisch-freundlichen Begrüßung gehören der Name der Praxis sowie der Name der MFA ebenso wie die Namensnennung des Kunden, das Erfragen seines Anliegens oder das Erklären, warum es zu einer kurzen Wartezeit gekommen ist, wenn das Gespräch nicht sofort angenommen werden konnte. Wichtig beim telefonischen Wartezeitmanagement ist, bei allen Warteoptionen stets das Einverständnis des Anrufers abzufragen und ihm ein realistisches Zeitfenster zu nennen (aber bitte nicht mehr als 2 Minuten!), bis sein Anliegen bearbeitet werden kann.

Beispiel Begrüßung:

- Guten Tag. Hier ist die Praxis Mustermann, wir freuen uns über Ihren Anruf, mein Name ist Petra Musterfrau, was kann ich für Sie tun?

Beispiel Wartezeit:

- Herr Meier, wir führen im Augenblick mehrere Patientengespräche, darf ich Sie um etwas Geduld bitten oder darf ich Sie zurückrufen? (Zeitfenster geben und einhalten)
- Verzeihung, es wird höchstens zwei Minuten dauern, dann bin ich wieder für Sie da, Herr Meier. Sind Sie damit einverstanden? Vielen Dank für Ihre Geduld.

Diese kurzen Ansagemuster sind deshalb vorteilhaft, weil der Anrufer mit seinem Namen angesprochen und seine Entscheidung mit in die Kommunikation einbezogen wird. Jeder Kunde hört seinen Namen gern und fühlt sich dadurch als Person respektiert und anerkannt. Durch die ihm gewährte Option, ob er warten oder zurückgerufen werden möchte, fühlt er sich ernst genommen und in den Kommunikationsprozess einbezogen. Denn nicht jeder Anrufer möchte mehrere Minuten am Telefon verharren oder in einer Warteschleife geparkt werden. Deshalb sollte man ein Einverständnis des Kunden nie voraussetzen, besser immer erfragen. Das hat mit Wertschätzung zu tun, denn Zeit ist für jeden Menschen eine wertvolle Ressource.

4.8 Schöne Warteschleifen binden

Berücksichtigt man diese wenigen Hinweise, so schafft man bereits ein recht tragfähiges Fundament für eine erfolgreiche Fortsetzung des Gesprächs. Auch das Nennen eines Wartezeitfensters ist vorteilhaft (wenn es denn eingehalten werden kann), ebenso das Nennen eines Grundes, warum sich momentan eine Verzögerung ergibt. Erklärungen für Wartezeiten zeugen davon, dass sich das Fachpersonal in die Bedürfnisse der Patienten hineinversetzen kann, das kommt gut an. Dem Patienten wird damit suggeriert, dass auch sein Anliegen entsprechend (zeit-)intensiv bearbeitet wird. Auch der ausgesprochene Dank für das Kundenverständnis ist Ausdruck von Wertschätzung und stimmt den Wartenden milde. Freundlichkeit ist Präventionsarbeit und eine gute Investition in die weitere Beziehung mit dem Patienten. Wer hier ein gut gefülltes Konto anlegt, kann später, gerade wenn es zu Konflikten kommen sollte, davon zehren. Erklärung ist immer besser als Rechtfertigung. Wer sich rechtfertigt, gesteht insgeheim Missstände ein, gerät im Kommunikationsprozess automatisch in die Defensive. Das wirkt wenig professionell und verhindert eine lösungsorientierte Kommunikation auf Augenhöhe mit dem Patienten.

So machen Wartezeiten, die erklärt werden, eine sympathische Stimme und Freundlichkeit sowie eine adäquate Wortwahl gepaart mit medizinischer Fachkenntnis für den Anrufer genau die Musik, die er als Patient hören möchte. Die Wartezeit durch inspirationslose und jederzeit austauschbar dahindudelnde Musikjingles verkürzen zu wollen, wirkt eher beliebig und stempelt den Patienten zum x-beliebigen Supermarktkonsumenten ab, zu einem unter vielen, die einem eigentlich egal sind und deren Musikgeschmack einen nicht wirklich interessiert. Mut zur Stille in einer die Menschen dauerberieselnden Unterhaltungskultur wäre für eine seriös arbeitende, an den wirklichen Bedürfnissen ihrer Kunden interessierte Arztpraxis sicherlich die angemessene Option.

Weil MFA z.B. auch Krankheitsbilder über das Telefon ermitteln müssen, sollten sie auch medizinisch versiert sein, um anhand der Patientenangaben schnell und sicher einschätzen zu können, welcher Arzt für die Behandlung infrage kommt und wie dringend ein Termin vonnöten ist. Neben der kommunikativen Souveränität sollten auch fachliche Sachverhalte angemessen und verständlich kommuniziert werden können.

4.9 Telefongespräche sicher strukturieren

Telefonate in Arztpraxen haben zumeist mehrere Schwerpunkte: Persönliche Datenabfrage bei neuen Patienten, Terminvergabe oder das Ausstellen von Rezepten sowie das schnelle Ermitteln eines möglichen Krankheitsbildes und das Zuordnen zu bestimmten Ärzten oder zur Akutsprechstunde.

Jedes Gespräch benötigt dabei eine zielorientierte Struktur ebenso wie ein ungefähres Zeitbudget. Nach gelungener Gesprächseröffnung inklusive wertschätzender Begrüßung folgt der Mittelteil, der gekennzeichnet ist durch gezieltes Fragenstellen und den Austausch gegenseitiger Informationen. Wichtig ist, dass die MFA als Dienstleister die Führung des Gesprächs übernehmen und die Patienten sicher durch das Gespräch begleiten können. Weil diese Gespräche mit den Patienten nur ein begrenztes Zeitbudget haben dürfen, sind sie eine besondere Herausforderung in puncto Wertschätzung. Professionelle Telefonate sind ein Balanceakt. Zum einen sind sie zielorientiert und zeitbudgetiert, zum anderen aber sollen sie dem Patienten auch vermitteln, dass seinem individuellen Anliegen und seiner Person die nötige Zeit geschenkt wird.

4.10 Das Gespräch beginnen

Jedes Telefongespräch beginnt mit der Begrüßungsformel, durch die der Kunde freundlich, interessiert und wertschätzend verbal in Empfang genommen wird. Gefolgt von der Nennung des Praxisnamens und der Nennung des Namens der MFA, die den Anruf entgegennimmt. Schließlich folgt die Frage nach den Wünschen des Kunden.

Mögliche Begrüßungsformel:
- Guten Tag/Herzlich willkommen in der Praxis Wunderheilung,
- mein Name ist Paula Freundlich,
- was kann ich für Sie tun?

Wichtig ist, dass der Name des Anrufers sofort gespeichert und im weiteren Gespräch immer wieder verwendet wird. Dadurch entsteht ein persönlich wertschätzender Kontakt, der von Interesse zeugt. Wird der Name nicht sofort verstanden, was heutzutage bei einer multikulturellen Klientel vorkommen kann, so ist es durchaus erwünscht, nachzufragen, sich den Namen gegebenenfalls buchstabieren zu lassen. Und auch danach zu fragen, wie der Name richtig ausgesprochen wird, zeugt von Wertschätzung des Kunden.

4.11 Immer die Gesprächskontrolle behalten

Der Informations- oder Datenaustausch verlangt die größte Konzentration und Flexibilität, deshalb ist es gut, wenn die MFA stets die Kontrolle über das Gespräch behält. Auch und gerade dann, wenn Unvorhergesehenes passiert. Das kann eine plötzliche Beschwerde sein, mancher Kunde will sein Leid dabei in epischer Breite darbieten, anderen müssen die nötigen Informationen buchstäblich aus der Nase gezogen werden. Wer bestimmte kommunikative Tools zur Verfügung hat, verfügt über ein verlässliches Gerüst, an dem er sich stets entlanghangeln kann. Das verleiht Sicherheit und gewährleistet, dass einen so schnell nichts aus der nötigen Ruhe bringen kann.

Telefongespräche bleiben trotzdem ein ewiger sprachlicher Balanceakt und erfordern deshalb einen bunten Reigen von Kompetenzen: Empathie zeigen und dennoch auf das Gesprächsziel fokussiert bleiben, ein gewisses Zeitbudget einhalten und dem Kunden trotzdem Interesse und die nötige Zeit schenken, stimmlich wie sprachlich positiv rüberkommen und dabei entspannt und fachlich fundiert klingen, das alles gehört zur hohen Kunst des professionellen Telefonierens.

Es ist vorteilhaft, auf wiederkehrende Situationen mit festgelegten sprachlichen Tools zu reagieren.

Hier einige Tipps:

Ergießt sich der Patient in endlosen Leidenstiraden, so spiegeln Sie ihm seine Befindlichkeit. Denn Sie können ihn immer nur dort abholen, wo er sich emotional gerade befindet:

- Ich kann verstehen, dass Sie im Augenblick durch Ihre Krankheit/Schmerzen stark belastet sind/dass Sie durch das lange Warten gerade aufgebracht sind. Ich möchte Ihnen deshalb Folgendes vorschlagen ...

Bei unsicher wirkenden Patienten sollten Sie aktiv die Führung übernehmen und Vorschläge machen:
- Mein Vorschlag ist ...
- Wir machen einen kurzfristigen Termin bei Dr. X, anbieten kann ich Ihnen folgende Termine ..., wann passt es Ihnen denn am besten?

Können sich Patienten nicht entscheiden, übernehmen Sie aktiv die Entscheidungsfindung:
- Am kommenden Montag um 11:00 Uhr hätte Dr. Y genügend Zeit für Sie. Passt Ihnen das?

4.12 Telefonate beenden

Auch das professionelle Beenden eines Gesprächs will gelernt sein, seine Bedeutung wird häufig unterschätzt. Der Gesprächsabschluss hinterlässt einen nachhaltigen Eindruck beim Patienten. Fassen Sie die wichtigsten Informationen, die ausgetauscht wurden, noch einmal verständlich zusammen, vergewissern Sie sich durch Nachfragen, ob Sie alles richtig verstanden haben und sonst noch etwas für Ihren Kunden tun können. Bedanken Sie sich außerdem für das angenehme Gespräch. Das erhöht die Wertschätzung Ihres Gesprächspartners und stellt möglicherweise ein Alleinstellungsmerkmal für Ihre Praxis dar, denn nicht alle tun dies. Nun werden Sie feststellen, dass auch Ihnen häufiger Wertschätzung entgegengebracht wird. Denn nichts ist für den Menschen wichtiger als die Anerkennung seiner Person. Rein biologisch betrachtet ist der Mensch ein Beziehungstier. Freundlichkeit ist für ihn ein unverzichtbares Geschenk. Wer sie geben kann, bekommt sie auch zurück. Das befeuert nicht nur die eigene Motivation enorm.

Mögliche Schlussformel:
- Wir haben folgenden Termin vereinbart: Wir freuen uns auf Ihren Besuch am 10.10.2015 um 13:00 in unserer Praxis. Dr. Supermann wird Sie dann erwarten.
- Kann ich sonst noch etwas für Sie tun?
- Dann bedanke ich mich für unser (angenehmes) Gespräch und wünsche Ihnen bis dahin gute Besserung/eine gute/gesunde/angenehme Zeit/noch einen schönen Tag.
- Auf wiederhören/wiedersehen (in unserer Praxis).

Am Ende des Gesprächs lassen Sie bitte den Anrufer zuerst auflegen, denn nichts ist unbefriedigender, als mitten im Satz abgehängt zu werden. Kundenfreundlichkeit demonstrieren kann man auch, indem man den Anrufer vor Beendigung des Gesprächs fragt, ob man sonst noch etwas für ihn tun kann. Trotz beschränktem Zeitbudget zeugt diese Frage von Interesse, für den Kunden auch wirklich alles tun zu wollen (oder getan zu haben).

Mit dieser einfachen Struktur für Telefongespräche in Ihrer Praxis gewinnen die MFA an Sicherheit in Gesprächen mit Patienten und können ebenso flexibel wie individuell auf deren Wünsche und Anliegen reagieren. So stellt eine Praxis von Beginn an einen guten Kontakt mit ihren Patienten her und sichert die eigene Qualität in puncto Kommunikation und Außenwirkung. Feste Regeln und Strukturen für Telefongespräche geben gerade noch unsicheren Mitarbeitern den nötigen Rückhalt und stellen sicher, dass alle Patienten von derselben Servicekultur profitieren.

4.13 Patientenwünsche haben Vorfahrt

Es gibt Patienten, die relativ schnell zum Punkt ihres Anliegens kommen, es gibt aber auch Patienten, die ihr Anliegen verbal nur umständlich artikulieren können oder über sprachliche Umwege ein wenig Unterhaltung einfordern und denen immer noch etwas einfällt, um noch nicht abgehängt zu werden. Hier ist die Telefonkraft besonders gefordert. Sie darf nicht unhöflich werden oder ungeduldig klingen, soll gut zuhören und trotzdem nicht endlos mit einem Kunden telefonieren. Hier ist verbales Fingerspitzengefühl gefordert.

Viele Patienten sind dankbar, wenn ihnen die Entscheidung abgenommen wird. Ihre Couragiertheit wird positiv aufgenommen. Wenn Sie kommunizieren, dass Dr. Y auch noch genügend Zeit für den Patienten hat, kommt das immer gut an. Das ist die richtige Dosis aus Menschenführung und Wertschätzung. So zeigen Sie Empathie, bieten mehrere Optionen und damit schnelle Hilfe an. Überlassen Sie bitte dem Kunden immer die Entscheidung.

Äußert der Kunde sich negativ, ist es wichtig, ihm seine Gefühle zu belassen, denn man kann anderen keine Gefühle einreden, das ist schlichtweg nicht möglich. Die negativen Gefühle des Kunden sind völlig ok, so wie sie sind, der verärgerte Kunde kann im Augenblick halt keine anderen Gefühle entwickeln. Das gilt es zu respektieren. Deshalb ist es gut, den (verärgerten) Kunden immer in Entscheidungsprozesse einzubinden und ihm nichts gegen seinen Willen verkaufen oder einreden zu wollen. Es muss eine Entsorgungsmöglichkeit für Kundenfrust geben. Die gute Nachricht: Niemand schimpft meist länger als ein bis zwei Minuten, dann ist die Luft erst mal raus. Denken Sie immer daran: Hinter jedem Vorwurf steckt ein Wunsch. Den herauszufinden, ist Ihre Aufgabe. Je schneller ein Wunsch identifiziert werden kann, desto kürzer ist meist die Beschwerdezeit.

Alle wichtigen Informationen aus dem Gespräch sollten Sie *nach* dem Telefonat kurz aufschreiben, weil das Notieren eine simultane Tätigkeit ist, die Konzentration und benötigte Energie vom Telefonat abzieht. Das hört der Patient. Natürlich ist es unvermeidbar, Termine auf dem Computer abzugleichen und einzutragen. Diese Tätigkeit stellt aber eine Ablenkung vom eigentlichen Kerngeschäft, dem Gespräch mit dem Patienten dar, die Ihr Gesprächspartner bemerkt. So wie er auch bemerkt, wenn Sie während des Gesprächs mit noch anderen Dingen beschäftigt sind. Deshalb sollten Sie sich immer wieder bewusst machen: Mein Fokus liegt gerade ausschließlich auf dem Patientengespräch und der Patient fordert und bekommt als Kaiser meine volle Aufmerksamkeit. Das ist achtsames Kommunizieren. Wenn Sie behaupten, beides gleichzeitig zu können, so erliegen Sie einem Irrtum. Denn unser Gehirn ist für Multitasking nicht gemacht, wir können immer nur eine Sache richtig und gut erledigen. Versuchen wir mehreres auf einmal, steigt die Fehleranfälligkeit erheblich. Wenn Sie im Gespräch den Computer nutzen oder sich Notizen machen müssen, sagen Sie es den Kunden:

- So, einen Augenblick bitte, ich suche Ihnen gerade einen passenden Termin raus.
- Verzeihung, aber ich schreibe mir Ihre Information gerade auf, um sie festzuhalten.
- Um Ihre Frage beantworten/Ihr Anliegen bearbeiten zu können, öffne ich jetzt mal Ihre Datenmaske, so da ist sie schon.
- Entschuldigung, ich brauche einen kleinen Augenblick, um Ihre Krankengeschichte kurz zu dokumentieren. Vielen Dank für Ihr Verständnis.

Wenn Sie dem Patienten Ihre Arbeitsschritte erklären, wird er sie akzeptieren, denn er merkt, dass Sie in seinem Interesse mit etwas anderem beschäftigt sind. So bleibt die Beziehungsebene intakt. Stellt der Kunde zwischendurch Fragen, bitten Sie ihn um etwas Geduld:

- Einen kleinen Augenblick brauche ich bitte noch, um Ihre Daten aufzurufen, dann kann ich auch sofort Ihre weiteren Fragen beantworten.

4.14 Telefonprozesse festschreiben

Um dem Telefondienst die nötige Sicherheit zu geben, ist es notwendig, für die im Telefonbereich Arbeitenden einen verlässlichen Qualitätsstandard für Gespräche mit Patienten festzuschreiben und diesen Prozess als für alle verbindlich im Qualitätshandbuch der Praxis zu fixieren.

Wird dieser Standard dort ebenso wie alle anderen relevanten Arbeitsprozesse dokumentiert, so können sich neue Mitarbeiter schnell und problemlos in ihre neuen Aufgabenfelder einarbeiten, ohne dass es zu großen qualitativen Reibungsverlusten kommt. So muss die Praxis nicht jedes Mal neu schulen, so werden auch keine Energien von anderen Mitarbeitern durch ständiges Fragen oder Erklären abgezogen.

4.15 Wo steht das Telefon?

Weil Anrufer neben der Stimme ihres Gesprächspartners häufig auch Nebengeräusche aus der Praxis mithören, ist es wichtig, dass Telefone in Praxen an einem möglichst ruhigen Ort installiert werden. Hört der Anrufer in seinem Gespräch das Rattern von Tastaturen oder Patientengespräche mit, so entsteht bei ihm ein Eindruck von Hektik und mangelndem Datenschutz in der Praxis. Auch wenn die mit ihm gerade telefonierende MFA noch anderweitig beschäftigt ist, hört er das sehr wohl. Das kann beim Kunden zu Irritationen führen. Nicht nur, um die Konzentration des Telefondienstes hochzuhalten, sondern auch, um mögliche Störgeräusche auszuschließen, sollten Telefonarbeitsplätze möglichst an ruhigen Orten der Praxis installiert werden.

4.16 Bitte nur telefonieren!

Wirklich niemand ist bei komplexen Tätigkeiten zu Multitasking fähig, auch wenn das häufig behauptet wird. Telefonieren und gleichzeitig etwas anderes zu tun, das Aufmerksamkeit verlangt, ist schlichtweg unmöglich. Egal ob Mann oder Frau, unser Hauptprozessor, das Gehirn, ist für derartiges Multitasking einfach nicht gebaut. Und Kommunikation ist ein reflexiver Prozess, er verlangt, aus dem breiten Angebot an Mitteilungen des Gesprächspartners eine Auswahl zu treffen. Beim Treffen der Auswahl beeinflusse ich gleichzeitig die Anschlusskommunikation meines Gegenübers. Deshalb ist es unmöglich, nebenbei zu kommunizieren (Meckel 2009, 90).

Meckel weist darauf hin, dass wir zwar immer weiter gehende Strategien entwickeln, um mit dem Zustand der Reizüberflutung und dem stetigen Anwachsen der Informationsflut fertig zu werden, wir Menschen aber trotzdem nicht zu parallelem Multitasking befähigt sind. Wir sind zur gleichzeitigen Bearbeitung unterschiedlicher Aufgaben oder zu parallelen Bewältigung verschiedener Interaktionen und Kommunikationen einfach nicht gemacht. Mit dem Versuch steigern wir lediglich unser Stressempfinden und erhöhen die Fehleranfälligkeit unserer Arbeit. All das geht letztlich auf Kosten unserer Produktivität und Gesundheit (Meckel 2009, 104). Deshalb lautet die Devise: Alles nacheinander und achtsam abarbeiten, das schont die Nerven und minimiert die Fehler. Und bindet den Kunden.

4.17 Routine macht keine Werbung

Bei der Masse der in einer Praxis täglich ankommenden Telefonate stellt der Telefonarbeitsplatz für das dafür zuständige Fachpersonal eine täglich neue und sehr große Herausforderung dar. Leicht besteht dabei die Gefahr, in einen routinemäßigen Arbeitsmodus zu verfallen, der sich in Stimme und Stimmung niederschlägt. Man sollte sich deshalb stets darüber bewusst sein, dass es für den Anrufer immer der erste Anruf, vielleicht sogar der erste Kontakt mit der Praxis ist. Deshalb sollte der Kunde jedes Mal freundlich, interessiert und wertschätzend verbal empfangen werden. Gerade das Telefon muss die freundlich wertschätzende Einladungskultur einer Praxis widerspiegeln. Denn das Telefonbild bleibt solange abgespeichert, bis der Patient zur ersten Mal persönlich in der Praxis erscheint.

Tägliche Routine darf deshalb ebenso wenig kommuniziert werden wie etwaige Frustration oder Genervtheit von Mitarbeitern, die sich während eines langen Arbeitstages leicht Bahn brechen können. Auch professionelle Freundlichkeit kann man lernen, sie klingt aber nur authentisch, wenn sie echt ist. Deshalb ist es wichtig, sich am Telefonarbeitsplatz immer wieder in einen guten und positiven Zustand zu bringen.

Vielleicht ist es günstig, sich die Arztpraxis als ein Hotel vorzustellen, auch dort werden Zimmer nur über die Währung Freundlichkeit vermietet, denn der Feriengast oder auch Tagesbesucher will verwöhnt werden und das Verwöhnprogramm beginnt bei der Kontaktaufnahme mit der Rezeption. Ohne Willkommenskultur keine Gäste. Gleiches gilt für die Arztpraxis. Patienten stehen dabei im Gegensatz zum Feriengast oder Touristen meist zusätzlich unter psychischem Stress, haben physische Schmerzen und benötigen deshalb erst mal die nötige Dosis Freundlichkeit, Empathie und Zuwendung. Deshalb muss das Telefonpersonal besonders gut geschult agieren, um eine Praxis nach außen hin gut zu vertreten. Der Anrufer hört sozusagen durch das Telefon in die Praxis hinein und malt sich daraus sein Bild, das er beim ersten persönlichen Besuch in der Praxis abgleicht. Deshalb muss beides stimmen: (erstes) Telefonat und die persönliche Empfangskultur vor Ort.

Es wäre personalorganisatorisch von Vorteil, wenn Telefonarbeitsplätze an einem Tag nacheinander mit mehreren dafür ausgebildeten Angestellten besetzt werden könnten. Denn Telefonieren ist anstrengend und kräftezehrend, es frisst darüber hinaus viel Konzentration in kurzer Zeit. Wenn mehrere Beschäftigte sich über den Tag abwechseln (alle 3 Stunden), dann hört der Kunde jeweils frische Stimmen und die Arbeit der MFA würde auch abwechslungsreicher. Das könnte auch die Motivation der Mitarbeiter stärken, weil eingespielte Routine so unterbrochen wird.

4.18 Kritik als Geschenk annehmen

Eine besondere Herausforderung stellt der Umgang mit Kritik und Beschwerden am Telefon dar. Aber auch dafür gibt es geeignete Strategien. Es ist ein Unterschied, ob man Kritik am Telefon erfährt oder im persönlichen Gespräch. Man glaubt fälschlicherweise, dass Kritik am Telefon weniger nahe geht und einfacher zu handhaben sei, weil eine gewisse Distanz zum Gesprächspartner herrscht. Die Reichweite möglicher persönlicher Angriffe aber verringert sich trotzdem nicht. Auch aus der Ferne können Sie persönlich getroffen werden, wenn Sie nicht vorbereitet sind. Sie entscheiden letztlich darüber, ob Sie getroffen werden wollen.

Wichtig bei jeder Kundenkritik ist folgender Grundsatz: Hinter jeder Kritik, je dem Vorwurf steckt immer mindestens ein unerfüllter Wunsch. Kritik muss geäußert werden dürfen und es sollte stets konstruktiv mit ihr umgegangen werden. Kritik sollte immer als Geschenk betrachtet werden, deshalb darf sie auch angenommen werden. Sie beinhaltet die Chance, etwas zu überdenken oder zu verbessern. Wenn jemand ein Problem hat, dann gibt es ein Problem, auch wenn man selbst das Problem des Anderen als gering einschätzt und deshalb oft dazu neigt, es als Lappalie abzutun oder kleinzureden. Jeder lebt in seiner eigenen Welt, die er sich aufgrund seiner individuellen Erfahrungen selbst geschaffen hat. Daraus resultieren verschiedene Bewertungen und Einstellungen, die es zu respektieren gilt. Denn jede Welt hat ihre Berechtigung. So kann niemand von sich behaupten, im Besitz einer allgemeingültigen Wahrheit (über die Welt) zu sein. Nur weil viele Menschen denselben Mustern folgen, müssen sie bei der Bewertung oder Beurteilung von Dingen nicht richtig liegen. Toleranz bedeutet, andere Meinungen anzuhören und zu respektieren, teilen muss man sie trotzdem nicht. Es gilt zu verstehen, ohne immer einverstanden sein zu müssen.

Deshalb gilt als Grundsatz für geäußerte Kritik: Lassen Sie diese zu. Hören Sie sich die Kritik *ruhig* an, ohne sich angeklagt oder persönlich angegriffen zu fühlen. Nehmen Sie die Kritik wie ein Geschenk an, auch wenn dieses nicht immer nett verpackt worden ist. Bedanken Sie sich für die Kritik. Sie anzuhören und auszuhalten ist eine Kompetenz, die Vertrauen zum Kunden schafft, denn er fühlt sich dadurch ernst genommen. Auf Kritik nicht beleidigt oder eingeschnappt zu reagieren, zeugt von Professionalität. Hören Sie sich Kritik entspannt an und rechtfertigen Sie sich nicht. Gestehen Sie ruhig kleine Unzulänglichkeiten ein, das ist auch ein Zeichen von Professionalität, denn kein System, keine Organisation, groß oder klein, ist perfekt. Kann sie auch gar nicht sein, denn es arbeiten Menschen darin, die sind bekanntlich Mängelwesen und brauchen immer wieder Lern- und Entwicklungschancen. Nimmt man Kritik an, fördert man damit die eigene Lern- und Entwicklungsbereitschaft und stärkt damit letztlich wieder das System oder die Organisation, die Praxis.

4.19 Nicht von schlechter Laune fangen lassen

Nur sollten Sie sich nicht von sogenannten Negativfiltern Ihrer Kundschaft fangen lassen, sprich, nicht von deren schlechter Laune oder negativen Weltbildern. Je unfreundlicher Ihre Kundschaft Ihnen gegenüber auftritt, desto freundlicher werden Sie. Je missmutiger ein Patient kommuniziert, desto fröhlicher und aufgeschlossener kommunizieren Sie mit ihm. Ansonsten eskalieren solche Gespräche leicht oder landen in Endlosschleifen gegenseitiger Vorwürfe und kosten immense Kraft und Energie. Setzen Sie diese Energie lieber für Lösungsangebote ein. Natürlich entschuldigen Sie sich zuallererst für die Unannehmlichkeiten, die dem Patienten durch sein Problem entstanden sind. Dabei vergeben Sie sich gar nichts, denn Sie zeigen Empathie und Verständnis. Wenn der Fehler eindeutig auf Ihrer Seite liegt, sollten Sie das zugeben, auch das ist professionell, denn jeder darf mal eine Lernchance für sich in Anspruch nehmen.

Wie geht das praktisch? Einige Beispiele:

Beschwert sich ein Patient über lange telefonische Wartezeiten, die er immer wieder erlebt, so sagen Sie z.B.:

- Ich verstehe Ihren Ärger gut. Es tut mir leid, dass Sie lange warten mussten, wir sind aber auch eine Unfallpraxis und sehr frequentiert. Weil wir allen Patienten gerecht werden wollen, kann es zu längeren Wartezeiten auch am Telefon kommen.

4.20 Immer ein Ass im Ärmel haben – Anrufer beschäftigen

Möchte ein Patient unbedingt (durch Empfehlung) zu einem bestimmten Arzt, der aber keine Patienten mehr aufnehmen kann, so kann man wie folgt argumentieren:

- Es tut mir leid, aber Dr. X nimmt im Augenblick keine Patienten mehr auf. Ich kann Ihnen aber bei Dr. Y bereits übermorgen einen Termin machen. Wann passt es Ihnen am besten?

Es ist immer gut, mehrere Alternativen anzubieten und offene Fragen zu stellen.

Hören Sie heraus, dass der Patient noch nicht ganz zufrieden ist, sich noch unklar oder diffus äußert oder auch Sie sich nicht ganz sicher sind, ob Sie etwas richtig verstanden haben, gehen Sie am besten in die Offensive und stellen Sie weitere Verständnisfragen:

- Wie meinen Sie das genau?
- Wie kann ich Ihnen da konkret weiterhelfen?
- Ich höre, Sie haben noch eine Frage, was genau ist Ihnen noch unklar?
- Habe ich Sie richtig verstanden, Sie sagten vorhin ...
- Ich habe verstanden, dass ... Ist das richtig?

So sind die Anrufer erst einmal mit der Suche nach Antworten beschäftigt. Und wer nach einer Antwort suchen muss, kann gerade auch nicht meckern. Obwohl er bei Dr. X keine Chance auf einen Termin hat, kann er entscheiden, ob und wann er bei Dr. Y erscheinen möchte. Ein solches Angebot kann helfen. Natürlich gibt es auch Patienten, die nicht locker lassen und trotzdem zu Dr. X wollen. Dann können Sie nur erneut Ihr Bedauern ausdrücken, dass das im Moment nicht möglich ist, der Patient aber auch von den anderen Ärzten in Ihrer Praxis medizinisch hervorragend betreut wird. Hinzufügen könnte man, dass sich alle Ärzte ohnehin stets gemeinsam anhand der Patientenakten abstimmen. Insofern hat der Patient keinerlei medizinische Qualitätseinbuße auch bei Behandlung durch einen anderen Arzt zu befürchten. Ein im Qualitätshandbuch festgeschriebener Text für solche Eventualitäten hilft den Angestellten, aus solch misslichen Situationen elegant herauszukommen.

Kommt ein Arzt später oder erst am Nachmittag oder erst wieder am nächsten Tag oder in der nächsten Woche in der Praxis, ist es günstig, seine aktuelle Abwesenheit immer in eine positive Sprache zu kleiden:

- Dr. Z ist heute auf einem Kongress und schon nächste Woche wieder für Sie da.
- Dr. Z macht gerade Hausbesuche und beginnt seine Sprechstunde heute um 15 Uhr.

- Dr. Z operiert heute und morgen. Ich kann Ihnen Anfang nächster Woche wieder einen Termin bei ihm anbieten oder bereits übermorgen bei Dr. X.

Das bedeutet nicht, dass der Arzt seine Abwesenheit rechtfertigen muss, hinterlässt aber bei Patienten ein besseres Gefühl. Ein Arzt der operiert, muss ein guter Arzt sein, einer, der Hausbesuche macht, kümmert sich sehr intensiv um seine Patienten, einer, der Kongresse besucht, bildet sich fort und kann demzufolge nur gut sein. Günstig ist es immer, Alternativen aus dem Ärmel schütteln zu können. Negativ wirkende Sätze wie die folgenden sollten Patienten gegenüber unbedingt vermieden werden:

- Der Doktor kommt heute erst am Nachmittag in die Praxis.
- Der Doktor ist erst nächste Woche wieder im Haus.
- Frau Doktor kommt heute nicht mehr in die Praxis.
- Leider kommt Frau Doktor morgen erst wieder zur Sprechstunde.

Wörter wie *erst, erst wieder* oder *nicht mehr* sind kommunikative Straßensperren und wirken negativ auf die Kommunikation.

Wenn Sie bestimmte Probleme nicht am Telefon lösen können, ist es ratsam, den Patienten zu einem persönlichen Gespräch in die Praxis einzuladen, um die Missverständnisse auszuräumen. Manchmal lohnt es bei festgefahrener Problematik auch, etwas Zeit vergehen zu lassen und den Patienten später am Tag oder auch am nächsten Tag, wenn Sie mehr Zeit haben, zurückzurufen, um das Problem mit etwas Abstand zu besprechen. Das signalisiert, dass Sie an einer Lösung des Problems wirklich interessiert sind.

4.21 Patienten zufriedenstellen

Wenn ein Patient unbedingt auf einem kurzfristigen Termin besteht und Sie gerade keinen anbieten können, so gibt es die Möglichkeit, dass Sie dem Patienten anbieten, ihn auf die telefonische Warteliste zu setzen. Sollte ein anderer Patient absagen, könnte der wartende Patient nachrücken. Fragen Sie ihn, ob er das wünscht. Damit machen Sie ihm ein weiteres konstruktives Angebot, das er zu schätzen wissen wird. Stark frequentierte Praxen sind im Bewusstsein vieler Patienten einfach gute Praxen.

- Leider kann ich Ihnen augenblicklich keinen Termin bei Dr. X anbieten, ich kann Sie aber gern auf die Warteliste setzen. Sollte ein Termin frei werden, rufe ich Sie umgehend an. Sind Sie damit einverstanden, Herr Y?

Wichtig ist auch, dass Sie bei allen Anstrengungen, die Sie machen, um den Kunden zufriedenzustellen, realistisch bleiben. Sagen Sie immer, was für den Kunden möglich ist und was nicht. Denn es hilft nichts, etwas zu versprechen, was dann nicht eingelöst werden kann.

- Diesen Wunsch kann ich Ihnen definitiv leider nicht erfüllen. Was ich Ihnen aber anbieten kann, ist Folgendes ...

- Das ist im Augenblick leider so nicht möglich. Trotzdem möchte ich Ihnen diesbezüglich gern weiterhelfen. Ich werde bei der nächsten Teambesprechung nach einer Lösung fragen und Sie zurückrufen.

4.22 Höflich Grenzen setzen

Distanz- und permanent respektlos kommunizierenden Anrufern dürfen Sie durchaus Grenzen aufzeigen:

- Wenn Sie so aggressiv im Ton mit mir sind, möchte ich das Gespräch an die Praxismanagerin/den Arzt weiterleiten.
- Natürlich bin ich an einer Lösung des Problems interessiert, ich möchte Sie aber bitten, ebenso höflich mit mir zu sprechen, wie ich es mit Ihnen tue. Ansonsten möchte ich Ihnen anbieten, sich direkt an meinen Vorgesetzten zu wenden. (Praxismanagerin/Arzt)

Machen Sie sich von solchen Gesprächen eine kurze Notiz und informieren Sie die Praxisleitung darüber. Dann sind Sie auf der sicheren Seite. Häufig vergreifen sich Patienten nur den MFA gegenüber im Ton. Verweisen Sie auf Vorgesetzte, mildert sich der Ton meist schon ab.

5 Empfangskultur – Ist das nicht nur was für Hotels?

5.1 Hotel-Gäste – Praxis-Gäste?

Erinnern Sie sich bitte an Ihren letzten Arztbesuch in einer Praxis, in der Sie vielleicht nicht bekannt waren. Erinnern Sie sich bitte auch an Ihren letzten Besuch in einem Hotel, vielleicht bei einer Reise, einem Kongress. Wo haben Sie sich eher wertgeschätzt oder persönlich empfangen gefühlt? Im Hotel oder in der Praxis, die Sie aufgesucht haben?

Wenn Sie mit Hotel geantwortet haben, fragen Sie sich bitte, woran das gelegen haben könnte. Wenn Sie mit Arztpraxis geantwortet haben, überlegen Sie bitte auch, welche Gründe es dafür gegeben hat.

Die Fragen mögen Sie spontan ein wenig befremden, zielen aber auf ein Phänomen, das aus meiner Erfahrung in Arztpraxen eher vernachlässigt wird: Die Empfangs- oder Einladungskultur. Was ist das und wenn ja, wozu, könnte man neudeutsch fragen. Was soll der Vergleich Praxis-Hotel? Was haben denn beide miteinander zu tun? Warum sollen Ärzte sich auch noch darum kümmern? Haben sie nicht bereits genug zu tun? Sind sie nicht ohnehin schon mit zunehmenden Verwaltungsaufgaben überlastet? Alle Fragen haben ihre Berechtigung. Und dennoch sollte der architektonischen Gestaltung des Empfangsbereichs ebenso wie dem Empfang selbst in einer Praxis deutlich mehr Aufmerksamkeit gewidmet werden.

Hotels empfangen ihre Gäste. Man checkt ein. Auch in Arztpraxen habe ich, wahrscheinlich um Patienten eine bessere Orientierung im Empfangsbereich zu geben, schon *Check in*- und *Check out-Schilder* gesehen. Was der besseren Orientierung dient, ist lobenswert.

Wenn es Hotel-Gäste gibt, warum gibt es dann noch keine Praxis-Gäste? Ist das nicht gewünscht oder wurde dieser Blickwinkel bisher bewusst oder unbewusst ausgeblendet? Liegt es daran, dass Patienten nichts mit Gästen gemein haben? Warum nicht? Denken Sie an den Empfangsraum eines Hotels und denken Sie an den Empfangsraum einer (Ihrer) Praxis. Sitzen die MFA dort versteckt hinter hohen Tresen? Sind sie mit dem Tippen auf Tastaturen beschäftigt, wenn Patienten die Praxis betreten? Oder wenden sie sich bewusst den eintretenden Patienten zu, nehmen diese sofort durch Blickkontakt als Person wahr und kümmern sich um einen wertschätzenden Empfang? Wird etwaige Wartezeit entschuldigt oder erklärt? Oder stellen sich die Patienten brav an wie am Postschalter? Stehen die MFA auf, wenn ein Patient auf den Tresen zukommt? Sitzt das Empfangspersonal im Hotel? Nein! Warum nicht? Empfangen Sie Ihre Gäste zu Hause im Sitzen oder im Stehen? Das sind nur einige Fragen, die mit Empfangskultur oder Kundenfreundlichkeit zu tun haben. Eine Arztpraxis ist ein Dienstleister, das heißt, sie verrichtet Dienst am Kunden. Und Kunden wollen gerade beim Arzt in jeder Hinsicht gut behandelt werden.

Wenn Sie sagen, dass diese Fragen mit der Empfangskultur einer Arztpraxis nichts zu tun haben, wenn Sie der Meinung sind, anders geht das halt nicht zu lösen in stark frequentierten Praxen, anders können die MFA ihre Aufgaben nicht erfüllen, dann sage ich: Geht nicht, gibt es nicht! Alles ist möglich. Wie aber könnte es anders und besser gehen?

5.2 Empfang oder Anmeldung?

Ein Sprichwort sagt, dass es nie eine zweite Chance für den ersten Eindruck gibt. Wenn ein Patient nach einem vielleicht nicht alle Regeln der Telefonkunst erfüllenden Gespräch trotzdem einen Termin in Ihrer Praxis erhalten hat, ergibt sich eine erneute Chance, ihm zu zeigen, dass man ihn nach allen Regeln einer wertschätzenden Einladungskunst herzlich willkommen heißt. Wichtig für den ersten Eindruck ist, wie Kutscher und Seßler betonen, *was* gesagt und *wie* es gesagt wird, *was* getan und *wie* es getan wird (Kutscher u. Seßler 2007, 24).

Oft habe ich beim Betreten von Praxen nicht unbedingt sofort gespürt, dass ich dort als Patient willkommen bin. Schilder, auf denen *Anmeldung* steht statt *Empfang* deuten bereits eine gewisse Haltung den Patienten gegenüber an. Es ist ein großer Unterschied, ob ich in einer Praxis empfangen werde oder mich anmelden muss. Bereits die Beschriftung der Hinweistafeln sagen etwas aus über die Haltung der Praxis(-angestellten) und der Ärzte gegenüber den Patienten.

5.3 Ich möchte gesund werden – nicht belehrt

Oft kleben daneben auch noch Handy-Verbotsschilder, sodass ich mir als Patient eher vorkam wie bei einem demütigen Behördengang. Verbote sind Kommunikationskiller erster Güte. In einer solchen Praxis wird man also nicht empfangen, vielmehr muss man sich erst einmal anmelden, bevor man als Person akzeptiert wird.

Und was man nicht darf, wird einem gleich durch ein Verbotsschild mitgeteilt. Es macht einen gewaltigen Unterschied, ob in einer Praxis Verbotsschilder kleben oder Gebotsschilder. *Nicht telefonieren* oder ein durchgestrichenes Handy kommen bei der Kundschaft anders an als: *Handys bitte nur im Warteraum benutzen.* Verbotsschilder haben in einer Praxis nichts zu suchen, außerdem sind sie rein hirntechnisch kontraproduktiv. Bei einem Schild *Bitte nicht telefonieren* speichert das Gehirn automatisch *telefonieren* ab, es wirkt genauso wie ein Schild mit der Aufschrift: *Stellen Sie sich bitte keinen blauen Elefanten vor!* Haben Sie es versucht, es funktioniert nicht. Besser funktionieren Schilder, die den Umgang mit Telefonen regeln: *Im Wartezimmer können Handys benutzt werden. Um andere Patienten nicht zu stören, bitten wir Sie, angemessen leise zu telefonieren. Vielen Dank für Ihr Verständnis.*

Der Eindruck des sofortigen Belehrt-Werdens durch Verbotsschilder wird häufig durch ein ähnlich agierendes Anmeldungs-Personal bestätigt. In solchen Praxen hatte ich als Patient den Eindruck, den eingespielten Ablauf durch meine Anwesenheit zusätzlich zu belasten oder gar zu stören. Ich stand desorientiert vor dem Tresen und niemand blickte sofort zu mit hoch, um mich wahrzunehmen oder gar zu begrüßen, mir die Wartezeit zu erklären oder sich dafür zu entschuldigen. Vielmehr gingen die MFA oft vertieft ihren momentanen Beschäftigungen nach, sie tippten auf leise ratternde Computertastaturen, klebten Briefumschläge zu oder waren in Gespräche mit anderen Kollegen oder Patienten vertieft. Ich war wohl weniger wichtig als die sonstigen zu verrichtenden Arbeiten.

5.4 Patienten zuerst wahrnehmen

So etwas geht gar nicht, ist ein absolutes No-Go. Betritt ein Patient die Praxis, so wird er automatisch zum Kaiser, egal was und wie viel gerade zu tun ist. Deshalb sollte sofort zumindest Blickkontakt zu ihm aufgenommen werden, sollte er mit einem fröhlichen Lächeln oder Nicken schon auf seinem (oft schmerzhaften) Weg hin zum Tresen registriert und begleitet werden. Zumindest muss ihm das Gefühl vermittelt werden, dass er da und willkommen ist. Denn er ist mehr als ein Kunde, er ist Patient und damit in einer besonderen persönlichen Notsituation. Er sucht und benötigt Aufmerksamkeit und Hilfe. Da er natürlich nicht gleich von einem Arzt empfangen werden kann, spielt der zwischenzeitlich ablaufende Prozess für den Patienten eine besondere Rolle. Natürlich müssen Formalitäten in Form von Datenerfassung erledigt werden, natürlich gibt es viele wichtige Verwaltungsarbeiten in einer Praxis mit vielen Patienten zu erledigen, natürlich stehen manchmal mehrere Wartende im Eingangsbereich und Zeit scheint stets eine Mangelware. Aber der Mensch muss dabei immer noch im Mittelpunkt stehen. Deshalb braucht es zuerst eine angemessene Kontaktaufnahme in Form einer wertschätzenden Begrüßung.

Zeitliche Mangelwirtschaft ist keine Entschuldigung für kommunikative Mangelwirtschaft. Nicht nur bei akuten Schmerzpatienten sollte der Fokus auf eine angemessene und nötigte Dosis Empathie und Zuneigung gelegt werden. Gerade weil die entsprechende medizinische Hilfe nicht gleich bereitgestellt werden kann. Das Bürokratische in Form der Datenerhebung kann dann immer noch erledigt werden.

Am Empfang einer Praxis sollte eine ähnlich wertschätzende Einladungskultur gepflegt werden wie in einem Fünfsterne-Hotel. Muss ein Patient warten, bevor sein Anliegen bearbeitet werden kann, sollte eine kurze Erklärung für die Wartezeit, verbunden mit einer ebenso kurzen Entschuldigung erfolgen. Das stimmt Wartende milde. Damit ist eines ihrer Grundbedürfnisse, das nach Aufmerksamkeit, erst einmal gestillt. Der Wartende fühlt sich registriert und als Person wahrgenommen. Damit ist die Plattform geschaffen für den weiteren persönlichen Kontakt. Der Beziehungsaufbau kann beginnen. Der ist wichtig, um den Patienten weiter störungsfrei durch die Praxisabläufe zu lotsen. Wartezeit ist immer auch Lebenszeit. Die ist bekanntlich begrenzt und daher äußerst kostbar. Bei kranken Menschen wird sie umso intensiver empfunden.

5.5 Auch Begrüßen will gelernt sein

Begrüßungsrituale sollten im Qualitätshandbuch einer Praxis ebenso wie Telefonprozesse festgeschrieben werden, um den Qualitätsstandard einer Praxis bei wechselnden Mitarbeitern sicherzustellen. Begrüßungen sollten nicht im Callcenter-Modus heruntergespult werden, sie sollten eine für alle verlässliche Struktur haben, trotzdem situativ, individuell und am Einzelnen interessiert und orientiert klingen. Authentizität ist das Zauberwort. Bei der Begrüßung gilt: Wenige Worte reichen, die Stimme zeigt auch hier die Stimmung, die in der Praxis gerade vorherrscht. Eine zugewandte positive Körpersprache erledigt den Rest. Ein registrierendes Nicken dem eintreffenden Patienten gegenüber wäre wohl das Mindestmaß an Höflichkeit.

Der verbale Aufwand von Begrüßungen muss nicht besonders hoch sein, ist aber eine gute Investition in den Beziehungsaufbau zum Patienten, der gerade die Praxis betritt. Denn ohne Beziehungsebene kommen Sie mit den Patienten auch nicht auf eine gemeinsam benötigte Arbeits- oder Kooperationsebene (Compliance). Und Beziehungen entstehen durch das Bekunden gegenseitiger Aufmerksamkeit:

- Herzlich willkommen in der Praxis X, bitte haben Sie einen Augenblick Geduld.
- Guten Tag, Herr Mustermann, leider müssen Sie noch einen Augenblick warten.
- Hallo, ich bin gleich auch für Sie da.
- Guten Morgen, es dauert noch ein paar Minuten, dann sind Sie dran, Frau Mustermann.
- Willkommen in der Praxis X, wie Sie sehen, gibt es gerade einen kleinen Stau. Bitte haben Sie ein wenig Geduld. Danke für Ihr Verständnis.

5.6 Empfangsarchitektur – Wo bin ich und wenn ja, warum?

Grundsätzlich zeigt sich in vielen über die Zeit gewachsenen Praxen das immer gleiche Problem: Die Architektur gerade im Empfangsbereich ist oft eher kommunikationsfeindlich denn kommunikationsfreundlich gestaltet. Aber Orientierung ist für ankommende Patienten erst einmal das A und O. Diese sollte für alle Patienten gleich leicht sein.

Die MFA trifft man meist versteckt hinter viel zu hohen Tresen. Gerade für kleine Mitarbeiterinnen ist das ein zusätzliches Problem. Eine frühe Wahrnehmung neu ankommender Patienten, geschweige denn eine wertschätzende Begrüßung wird durch solch eine sperrige Architektur des sich Versteckens erschwert, bisweilen sogar unmöglich gemacht. Ein hoher Tresen symbolisiert bewusst oder unbewusst eine gewollte Barrikade zum Patienten. Er zeigt Abgrenzung und Distanz, wirkt wie eine Art Straßensperre. Häufig sind solche Barrikaden-Tresen zudem in kleinen separaten Räumen untergebracht. Da wirkt die räumliche Enge doppelt, das geht auf Kosten der Optik und der Kreativität der Mitarbeiter.

Kleine, irgendwo angebrachte Schilder sollen einen, wenn man in der Praxis noch fremd ist, zur Anmeldung geleiten. Ist die Praxis sehr frequentiert, stellt man sich am besten erst mal in die Warteschlange, das hilft zumindest bei der ersten Orientierung. Ist man endlich dran, kann man sich wenigstens auf dem Tresen abstützen, wenn er denn freigeräumt ist. Es gibt Praxen, auf deren Tresen zusätzlich Berge von Akten liegen oder die Arbeitsplätze des Anmeldungspersonals so voll sind, dass ich als Patient mich wie ein Störfaktor empfinde, weil die Damen hinter dem Tresen anscheinend durch meine Anwesenheit gar nicht zu ihrer eigentlichen Arbeit kommen.

Wer von einer Anmeldungskultur zu einer Empfangskultur kommen will, sollte den Arbeitsbereich des Empfangs auch so gestalten, dass er nach Empfang aussieht. Berge von unerledigten Akten oder Unterlagen anderer Art zeugen davon, dass in dieser Praxis die Logistik nicht stimmt. Dass man hier mit der Arbeit nicht hinterherkommt. Dass ich als Patient Angst haben muss, dass meine Akte in diesen Bergen verschwindet. Ich einer unter vielen Unerledigten bin. Wenn hier schon beim Einchecken ein sichtbares Chaos herrscht, wie sieht es dann erst im Behandlungszimmer aus? Arbeitet der Arzt genauso unorganisiert? Hier gilt es, vom Volltischler zum Leertischler zu werden. Liegen überall Berge von Patientenunterlagen, kann die Energie nicht fließen. Ein gutes Gefühl beim Patienten hinterlässt ein solch unaufgeräumtes oder mangelhaft organisiertes Empfangsszenario nicht. Alles was rumliegt, ist eine zusätzliche kommunikative Sperre.

MFA sitzen fast immer, obwohl man Kunden eigentlich nach den allgemein gültigen und in den meisten Kulturen vorherrschenden Höflichkeitsregeln im Stehen begrüßt. MFA sind aufgrund ihrer Sitzposition in der wenig beneidenswerten Position, ständig nach oben schauen zu müssen, wenn sie mit den Patienten kommunizieren wollen. Das ist zum einen für deren Halswirbelsäule gesundheitlich bedenklich, zum anderen beeinflusst es die Kommunikation mit den Patienten negativ. Besonders in Konfliktfällen. Bei Beschwerden beispielsweise sind die MFA in einer wenig beneidenswerten Position. Sitzen auch noch zarte kleine Frauen hinter solchen Tresen, sind sie von vornherein chancenlos, denn der sich Beschwerende baut sich vor dem Tresen auf, nimmt diesen möglicherweise auch körperlich in Besitz, kurz, die Rollen sind aufgrund der wenig kommunikationsfreundlichen Architektur von vornherein ungünstig verteilt und den armen MFA bleibt so nur noch die Opferrolle. Und Opfer sind immer in der Defensive, rechtfertigen sich in der Regel noch dazu. Eine souveräne Gesprächsführung ist in einer solchen Position zumindest erschwert.

5.7 Diskretion – leider nicht möglich

Als ungünstig erweist sich die weit verbreitete Tresenlösung auch, weil alle Patienten, die im Nahbereich warten, alle Gespräche über Krankheitsverläufe, Terminvergabe und weitere private Krankheitsdetails anderer mithören können. Da helfen auch aufgestellte Schilder *Bitte Abstand halten!* oder *Diskretionszone* wenig. Datenschutz sieht anders aus.

Günstiger für die Kommunikation wären Stehtische, an denen die MFA weit genug voneinander entfernt die Patienten auf Augenhöhe und stehend empfangen würden. Die Angestellten könnten sich gelegentlich auf Barhockern ausruhen, wären körperlich mehr in Bewegung und müssten nicht den ganzen Tag in gekrümmter Sitzhaltung verbringen.

Häufig wird argumentiert, dass ja die gesamte Computertechnik samt Kabelsalat etc. im Tresen versteckt werden muss. Dieses Argument lasse ich nicht gelten. Die Computertechnik ist heute soweit, auch an Stehtischen Computerarbeitsplätze möglich zu machen. Das hätte unter anderem den Vorteil, dass Patienten bei Bedarf den Bildschirm mit einsehen könnten, was wiederum eine kommunikative Offenheit der Praxis dem Patienten gegenüber symbolisiert. Gerade in Konfliktfällen, wenn Patienten sich beschweren, ist es immer besser, sich auf Augenhöhe zu begegnen. Die Wahl von Stehtischen würde sich zeitökonomisch wie strategisch rechnen, denn Stehtische eignen sich eher nicht zum längerfristigen Verweilen oder Parken beider Arme.

Zudem befinden sich die kommunikationsfeindlichen Tresen oft auch noch an den Seiten rechts und links der Eingangsbereiche. Auch das ist wenig einladend und erschwert zusätzlich die Orientierung für die Patienten. Gibt es irgendwelche Hinweistafeln oder -schilder, wo genau ich mich als Patient anstellen muss, an wen genau ich mich jetzt wenden muss, wer jetzt gerade für mich zuständig ist? Häufig beginnt ein unnötiges Fragespiel, bis man richtig gelandet ist. Das zieht wiederum Konzentration von anderen MFA ab. Und kostet unnötige Zeit.

Tresenarchitektur sollte, wenn sie unbedingt sein muss, großzügig und offen, besser niedrig gestaltet sein, um Kommunikationsschwellen abzubauen. Sie sollte orientierungsfreundlich, einladend und kommunikativ sein, ohne dass der Nachbar gezwungen wird mitzuhören. Je offener der Empfangsbereich gestaltet ist, desto leichter kann sich der Kunde orientieren, desto besser können Kommunikation und Energie fließen. Jede Architektur im Kundenbereich sagt etwas aus über die Einstellung der Praxis den Patienten gegenüber. Innere Offenheit zeigt sich immer auch äußerlich, hat eine architektonische Entsprechung. Die Haltung spiegelt sich in der Architektur wider.

5.8 Individuelle patientenfreundliche Lösungen finden

Es gibt Praxen, die über einen oder mehrere Check-in- und Check-out-Schalter verfügen. Das kann förderlich für die Orientierung der Patienten sein, sofern die Schalter dann auch stets besetzt sind. Die Begriffsbezeichnung ist bei Hotels und Flughäfen entlehnt, dort werden beim Check-in bekanntlich Gäste aufgenommen (Flug-/Hotelgäste). Jeder Patient sollte sich beim Besuch einer Praxis denn auch wie ein Gast fühlen dürfen. Gästen stellt man keine Hindernisse in den Weg, vor ihnen verbarrikadiert man sich nicht. Es sei denn, sie sind nicht willkommen. Gast- oder Kundenfreundlichkeit sollte sich gerade in der Empfangsarchitektur widerspiegeln.

Patienten beim Betreten der Praxis erst einmal zu ignorieren, weil anderes (die Arbeit am Computer) wichtiger ist, bedeutet, über eine mangelhafte Wahrnehmung und wenig patientenfreundliche oder kundenorientierte Willkommenskultur zu verfügen. Möglicherweise ist die Architektur des Praxisempfangsbereichs daran schuld, dass sich der Patient nicht sofort orientieren kann oder willkommen fühlt. Häufig aber kommt eine mangelhaft ausgebildete Wahrnehmungs- oder Kommunikationskompetenz des medizinischen Fachpersonals hinzu. Patienten betreten die Praxis, versuchen sich zu orientieren und stellen sich dann hinter anderen wartenden Patienten irgendwo an. Das mag bei der Post so durchgehen, für eine Arztpraxis ist es inakzeptabel und unwürdig.

An der Körperhaltung vieler wartender Patienten vor den Tresen der Praxen kann man die jeweiligen momentanen Gefühlslagen der Patienten hervorragend studieren. Praxisrecherchen zeichnen ein eher düsteres Bild in puncto professionelle Einladungskultur. Oft zeigen die MFA deutliche Spuren von Überarbeitung und Unachtsamkeit in Form bestimmter Stresssymptome gegenüber ihren Kunden, die sich auf die ohnehin nicht gerade in Hochstimmung und Bestform befindlichen Psychen der Patienten entsprechend niederschlagen. Professionalität bedeutet aber auch, dass ich die Belastung durch meine Arbeit nicht an die Kunden weitergebe. Wer den Patienten signalisiert, dass er gestresst ist, dementsprechend launig und genervt agiert, macht keine Werbung für seine Praxis. Denn der Kunde schließt daraus, dass alle in der Praxis wohl gestresst sein werden, auch die Ärzte. Stressempfinden aber steht nicht nur für erhöhte Fehleranfälligkeit des Personals, es überträgt sich auch auf die Patienten und die gesamte Kommunikation in einer Praxis.

Es ist sicherlich kein bewusstes Nicht-Willkommenheißen, das in manchen Praxen gepflegt wird. Die Gründe für ein Aufmerksamkeitsdefizit den Patienten gegenüber sind vielfältig, reichen von Unterbesetzung des Personals bis hin zu einer mangelhaft ausgebildeten Lobkultur der Vorgesetzten. Viele eingespielte Verhaltens- und Kommunikationsmuster der Vorgesetzten werden vom Personal unreflektiert übernommen und leider auch im Umgang mit den Patienten weitergegeben. Kommunizieren Vorgesetzte unachtsam oder genervt, so sind sie ein schlechtes Modell für ihre Angestellten. Kommunikation wird oft nicht als zentrales Problem einer Praxis erkannt, hat deswegen nicht den nötigen Stellenwert in der täglichen Arbeit. Fort- und Weiterbildungen in diesem Bereich werden deshalb nicht für nötig erachtet.

5.9 Gesundheitsfördernde Atmosphäre schaffen

Auch das Ausnutzen aller möglichen Praxisflächen und Räumlichkeiten leistet einen Beitrag zu mangelhafter Kommunikation, erhöhter Hektik und mangelnder Arbeitszufriedenheit. Wo es räumlich eng ist, da fehlt es an Bewegungsmöglichkeiten. Wo man sich eingeengt und gefangen fühlt, da leidet das Arbeitsklima. Häufig sind Praxen enorm schnell gewachsen, hier wird noch ein Behandlungszimmer integriert, dort noch ein Untersuchungsgerät installiert. So entsteht leicht ein überladenes Gesamtbild. Natürlich sind Apparaturen in der Medizin wichtig, aber das Gesamtbild einer Praxis sollte funktional, stimmig und einladend für alle sein. Die gesamte Praxisatmosphäre leidet, wenn die Ökonomie die Atmosphäre frisst. Räumliche Großzügigkeit ist immer auch ein Spiegelbild innerer Großzügigkeit gegenüber den Patienten. Sicherlich müssen Räumlichkeiten aus Kostengründen effektiv genutzt werden, eine gewisse architektonische Großzügigkeit sollte sich die Praxis dennoch bewahren. Platzmangel beeinflusst Kreativität und die persönlichen Spiel- und Wirkungsräume der Angestellten negativ.

Das betrifft auch die Einrichtung, Ausstattung, das Platz- und Unterhaltungsangebot in Wartezimmern.

5.10 Achtsame Empfangskultur ist alles

Professionelles Disease-Management beginnt beim ersten Telefonkontakt oder beim Empfang in der Praxis. Wenn es nicht sofort gelingt, die richtigen Worte für den Bau einer tragfähigen Patientenbeziehung zu finden, wird die Statik für die nötige Zusammenarbeit mit den Patienten instabil. Die für den Therapierfolg nötige Compliance wird erschwert oder im schlimmsten Fall gar nicht erst entstehen können.

Patienten aber suchen sich Praxen danach aus, wie sie dort als Person behandelt werden. Was Patienten wie alle Menschen zuallererst wollen (und brauchen), ist soziale Resonanz, sie wollen gesehen, in ihrer Persönlichkeit wertgeschätzt und mit ihrer Krankheit respektiert werden. Darauf haben sie ein Anrecht. Dieses Grundbedürfnis wird nicht befriedigt, wenn Praxen unübersichtlich strukturiert sind. Tresen stellen immer eine bewusste Barriere dar und sprechen ihre eigene Sprache: *Ich als MFA sitze bequem auf der einen Seite und du, Patient, stehst (manchmal allzu lang und unbequem) auf der anderen. Wir sind keine Partner. Erst wenn ich will, kannst du mir dein Anliegen vortragen. Ich schaue dann auf meinen verdeckten Bildschirm (der dich gar nichts angeht) und werde mich, wenn ich denke, dass du dran bist, mit deinem Anliegen beschäftigen.* Wertschätzender Empfang sieht anders aus.

Durch von Beginn an achtsame Zuwendung vonseiten der MFA und Offenheit symbolisierende Architektur kann schnell eine stabile und auch in ihrer Statik belastbare Brücke zu allen Patienten gebaut werden. Diese Brücke wird sich gerade im Konfliktfall als tragfähig erweisen, denn sie steht auf beziehungsfreundlichen Pfeilern. Es bedarf keiner allzu großen Kraftanstrengungen, jemandem zu signalisieren: *Du bist da, ich sehe und registriere dich und heiße dich willkommen!* Wer da zur Tür hereinkommt, wird wahrgenommen und begrüßt, oder eventuell um etwas Geduld gebeten, wenn eine kurze Wartezeit entstehen sollte. Das kostet nichts außer ein wenig Aufmerksamkeit, Zuwendung und Empathie.

5.11 Patientenpflege ist Beziehungspflege

Genau wie überall, gilt gerade auch in Arztpraxen der Grundsatz: Ohne Beziehungsebene zum Patienten gibt es keine gemeinsame Arbeitsebene, sprich keinen Therapieerfolg. Joachim Bauer, Neurobiologe, sieht das Anforderungsprofil an Ärzte wie folgt: Das fachliche Wissen muss mit einer hilfreichen Art des persönlichen Auftretens verbunden sein, die es erlaubt, Beziehungen mit Patienten zu gestalten. Das verlangt verstehende Gesprächsführung ebenso wie die Kompetenz der Beziehungsgestaltung (Bauer 2007, 52). Auch medizinische Fachangestellte sollten über diese Kompetenzen verfügen, denn sie repräsentieren nicht nur ihre Praxis, sondern müssen Patienten vor allem sicher durch die Praxis begleiten, ihnen unter Umständen Mut machen und Unterstützung signalisieren, bis der Patient auf den Arzt trifft.

Wenn das Wort Behandlung in allen Praxen seine Polysemie wieder erlangen könnte, würden Patienten möglicherweise nicht nur im medizinischen Sinne besser behandelt.

Weil Beziehungen nicht von selbst entstehen, müssen sie, um entstehen zu können, auch gewollt sein. Danach aufgebaut und gepflegt werden wie zarte Pflänzchen. Das erfordert das Einhalten bestimmter kommunikativer Regeln ebenso wie das Einhalten von Höflichkeitsregeln. Für den Empfang gilt: Patienten benötigen verstehende Zuwendung ebenso wie Orientierung und Führung. Das gelingt nach Bauer am besten, wenn auch die MFA ebenso wie die Ärzte als Menschen mit Eigenschaften wahrgenommen werden, spontan und authentisch agieren. Deshalb sind die ersten Minuten in einer Praxis für den Patienten von entscheidender Bedeutung. Zugewandte Wahrnehmung und ein spontanes Sich-Einlassen prägen den Verlauf eines Kontakts in erheblichem Maße, egal ob auf einer Party oder in der Arztpraxis (Bauer 2007, 55).

So ist das Erfolgsgeheimnis guter medizinischer Versorgung in erheblicher Weise von der Beziehung des Patienten zur Praxis abhängig. Die Devise lautet: Erst einmal die Kommunikation zwischen Patient und Praxis in Gang bringen. Dabei spielen viele Faktoren wie Höflichkeit, Zuwendung, Empathie, Körpersprache, Stimme, Architektur der Praxis etc. eine wesentliche Rolle. Gibt es in diesen Bereichen Defizite, so wäre es klug, nachzubessern. Kompetenzen weiterzuentwickeln oder auch architektonische Umbaumaßnahmen vorzunehmen, um das Gesamtpaket Praxis in Bezug auf Kundenfreundlichkeit besser aufzustellen.

5.12 Wartezeit ist Lebenszeit

Wartezeit ist Lebenszeit – gerade für kranke Menschen. Nun eine kleine Aufgabe dazu: Erinnern Sie sich bitte an einen Arztbesuch, bei dem Sie durch eine längere Wartezeit von den MFA aktiv begleitet wurden. Welche Angebote wurden Ihnen während der Wartezeit gemacht? (Außer der alten ADAC- oder Schöner Wohnen-Zeitschrift). Überlegen Sie bitte, wie Sie auch in diesem Bereich Ihre Kundenfreundlichkeit erhöhen könnten.

Gestalten Sie die Wartezeit für Ihre Patienten so angenehm wie möglich. Ihre Patienten sollten sich wie Gäste in Ihrer Praxis fühlen. Schlüpfen Sie deshalb ruhig in die Rolle des Gastgebers. Das gelingt erfahrungsgemäß im routinemäßigen Praxisalltag eher selten, denn meist sind alle Mitarbeiter in irgendeiner Weise beschäftigt oder gebunden. Gerade deshalb sollte der Wartebereich für die Patienten so einladend wie möglich gestaltet sein. Schließlich spricht man auch von Wartezimmer. Zimmer sollten gemütlich und ansprechend eingerichtet sein. Gerade bei Neupatienten entsteht beim Betreten des Wartezimmers ein erster Eindruck, der hoffentlich positive Spuren in deren Gehirn hinterlässt. Ein einladend wirkendes Wartezimme kann den Gemütszustand eines Patienten positiv beeinflussen.

Gerade bei größeren Praxen kommt es immer wieder auch zu längeren Wartezeiten für Patienten. Wertschätzung dem Patienten gegenüber heißt, die mit dem Patienten vereinbarte Zeit möglichst einzuhalten. Gelingt das nicht, sollte Wartezeit als Lebenszeit angesehen werden. Das heißt, dem Patienten sollten attraktive Angebote gemacht werden, die Zeit möglichst angenehm zu verbringen. Begleitend sollte ein offensives Wartezeitmanagement installiert werden. Bei sich abzeichnenden Wartezeiten kann man dem Patienten beim Empfang eine ungefähre Zeit nennen, die er warten muss. Weitere Verzögerungen sollten immer erklärt werden. Das heißt für die Angestellten, die Kommunikation mit den Wartenden suchen und nicht abwarten, bis die sich auf den Weg zum Tresen machen, um sich zu beschweren. Das ist zugleich Präventionsarbeit und zahlt sich für alle aus. Nichts ist unangenehmer, als ständig unzufriedene Patienten am Tresen stehen zu haben, die dann laut und deutlich ihre Missstimmung zum Ausdruck bringen. Dem kann man durch offensives Wartezeitmanagement begegnen. Die hierfür investierte Zeit spart man locker wieder ein und Energie für nervende Rechtfertigungen auch.

5.13 Bedürfnis-Früherkennung schützt vor Beschwerden

Prävention ist deshalb immer eine gute Investition, weil damit dem Ausbrechen eines Feuers zuvorgekommen wird. Das heißt, man kann auf diese Weise Beschwerden von Patienten im Vorfeld vermeiden. Wenn sich ein Kunde erst einmal beschwert, ist bereits ein kleines Feuer entstanden. Dann braucht es Interventionsarbeit. Kleine Feuer kann man zwar recht schnell löschen, aber sie hinterlassen Spuren. Breitet sich ein Feuer erst einmal vor dem Tresen oder im Wartezimmer aus, dann ist die Interventionsarbeit schon aufwendiger, denn größere Feuer sind nicht mehr so leicht zu löschen. Greift ein Feuer auf andere Patienten über, droht ein Flächenbrand, die Intervention bereitet bei Großbränden entsprechend größeren Löschaufwand (für den Wald/für das Beruhigen aufgebrachter Patienten) und die Reparaturkosten (für das Aufforsten des Waldes/die Wiederherstellung des Patientenfriedens). Bäume brauchen lange, um wieder ein Wald zu werden, Patienten regen sich da vielleicht deutlich schneller ab, aber jedes Feuer im Wartezimmer hinterlässt immer seine Spuren.

Diese Waldbrand-Metapher kann eins zu eins auf das Beschwerdemanagement einer Praxis übertragen werden. Präventionsarbeit in einer Praxis kann so aussehen, dass ein Mitarbeiter in den Wartebereich geht und einzelnen Patienten (oder auch allen) weitere zeitliche Verzögerungen kurz erklärt, sich dabei natürlich für die weitere Wartezeit entschuldigt und um Verständnis bittet. Nichts ist für MFA unangenehmer, als sich laut beschwerende Patienten, die ihren persönlichen Frust ungebremst abladen und die Mitarbeiter für Missstände verantwortlich machen, die diese gar nicht unbedingt zu verantworten haben. Um noch einmal die Waldbrandmetapher zu bemühen: Man kann die Bäume so pflanzen, dass ein Übergreifen des Feuers erschwert wird. Man kann Wartezimmerstühle so stellen, dass die Patienten nicht wie Hühner auf der Stange dicht aneinander gedrängt sitzen müssen. Ein großzügiges Platzangebot entspannt und verhindert ein schnelles Übergreifen möglicher Feuer.

Offensives Wartezeitmanagement macht Patienten auch Angebote in Form von Wasser oder Tee. Das zeugt von einer bewusst gesund gestalteten Einladungs- oder Wartezeitkultur, die an der Erfüllung der Grundbedürfnisse ihrer Klientel interessiert ist. Es gibt auch Praxen, die ihren Patienten Obst anbieten, wobei hier hygienische Kriterien zu beachten sind. Die Investition in die Bedürfnisse der Patienten zahlt sich immer aus, denn sie zeugt vom Interesse der Praxis an ihren Kunden. Grundbedürfnisse zu befriedigen, ist leicht organisierbar. Es zeigt, dass diese Praxis unvermeidbare Belastungen für ihre Klientel wahrnimmt und Angebote macht. Es kann immer passieren, dass sich Wartezeiten für Patienten verlängern, daran wird man häufig nichts ändern können. Aber an der Art und Weise, damit umzugehen, kann man etwas ändern. Risiken und Nebenwirkungen sich laut beschwerender Patienten können so auf elegante Weise im Vorfeld erstickt, zumindest aber eingedämmt werden. Die richtigen Worte an der richtigen Stelle zur richtigen Zeit gesprochen, sind eine überaus wirksame Medizin. Hinter jedem Vorwurf steht ein Wunsch und die Praxis liest ihrer Kundschaft diese Wünsche von den Augen ab. So werden Vorwürfe überflüssig.

Patientenorientiertes Wartezeitmanagement ist Teil der Servicekultur einer Praxis. Patienten telefonisch zu informieren, wäre auch eine Option, oder Kurzmitteilungen via Handy zu versenden. Dann könnten die Patienten möglicherweise ihre Wartezeit zum Erledigen persönlicher Dinge nutzen. Vielleicht wird es bald eine App dafür geben. Bis dahin coachen Sie Ihre Patienten aktiv durch deren Wartezeit und machen Sie auch solche Prozesse in Ihrer Praxis verbindlich.

6 Eine gute Nachricht: Schwierige Patienten gibt es nicht!

6.1 Umgang mit wenig freundlichen Patienten

Eine leider allgemein verbreitete kommunikative Falle sollte man unbedingt vermeiden: Von *schwierigen* Patienten zu sprechen. Oft höre ich bei Beratungen den Begriff *schwieriger Patient*. Schwierige Patienten aber gibt es gar nicht. Sie sind meine eigene Erfindung. Und es ist ein Leichtes, sie loszuwerden. Es ist meine eigene Entscheidung, mich von ihnen zu befreien. Wenn ich einen Patienten/Menschen *schwierig* nenne, dann stigmatisiere ich ihn, bewerte ihn, lege einen Negativfilter über seine Person und betrachte ihn bei der nächsten Begegnung durch eine dunkelgrau gefärbte Brille. Das hat entscheidende Konsequenzen für meine weitere Kommunikation und meinen Umgang mit ihm. Der schwierige Patient ist eine Projektion, ein häufig unbewusster Abwehrmechanismus meiner Psyche. Der Aufbau einer tragfähigen Beziehungsebene zum Anderen wird durch das Stigmatisieren erschwert und behindert, oft sogar unmöglich gemacht. Nenne ich andere *schwierig*, so denke ich in einem bestimmten kontraproduktiven Negativmuster: *Du bist schwierig, ich bin ok! Ändere du dich, dann können wir wieder miteinander reden. Ich aber kann und darf so bleiben, wie ich bin!* So schafft unsere Sprache Konzepte über andere. Die aber beeinflussen mein Denken und Handeln anderen gegenüber negativ. Ich erschwere mir damit meine Arbeit.

Niemand aber kann für sich beanspruchen, alles richtig zu machen und die absolute Wahrheit über die Welt zu kennen. Jeder hat seine eigene rein subjektive Sicht auf die Welt, lebt dementsprechend in seiner eigenen selbst konstruierten Realität. Die gilt es zu respektieren. Man sollte versuchen, die Welt anderer so gut es geht zu verstehen, sich in andere Menschen und deren Welt möglichst gut hineinzudenken. Je besser das gelingt, desto besser wird der Kontakt zu ihnen sein. Deshalb muss man trotzdem nicht mit dieser Welt einverstanden sein. Ein altes indianisches Sprichwort sagt: Geh drei Monde lang in den Mokassins des Anderen, ehe du ein Urteil über ihn sprichst. Wir wollen gar keine Urteile über andere sprechen, denn wir sind keine Richter, sondern auf dem medizinischen Sektor tätig. Ein Urteilen über andere erschwert nur die eigene Arbeit. Verständnis für andere hingegen erleichtert sie.

6.2 Rahmen Sie unfreundliche Patienten einfach neu

Darum ist es klüger, sofort zu refraimen, wenn sich negative Urteile über andere in die eigene Kommunikation hineindrängen. Nicht von *schwierigen*, sondern von Patienten mit ungekonnt-unglücklichen Kommunikationsmustern oder von leidenden Patienten zu sprechen, ist günstiger. Diese Patienten sind halt in der unglücklichen Lage, ihre kommunikative Kompetenz noch nicht voll entwickelt zu haben oder aktuelle negative Gefühle oder Befindlichkeiten wie Schmerzen hindern sie daran, jetzt mit anderen angemessen respektvoll sprechen zu können.

Refraiming bedeutet, das negativ empfundene Verhalten Ihrer Patienten in einen positiven Rahmen (engl. frame) zu stecken. Häufig können Sie dieses Verhalten nicht ändern. Aber die eigene Sichtweise kann man ändern. Weg vom Bewerten – hin zum Beschreiben. Das reicht, um die eigene Perspektive zu verändern: So wird aus dem bisher *schwierigen* Patienten ein leidender. Sofort verändern sich Ihre Gefühle ihm gegenüber. Sie sind so in der Lage, schlagartig eine neue positive Haltung dem früher als *schwierig* eingestuften Patienten gegenüber zu entwickeln.

Als Dienstleister ist man Profi und in der Lage, auch destruktiv kommunizierenden Patienten ein gutes Gefühl zu vermitteln. Sie zeigen damit, dass Sie alle Menschen gleich wertschätzen, egal wie gekonnt oder ungekonnt diese sich gerade Ihnen gegenüber verhalten. Diese innere Grundhaltung ist Teil Ihrer professionellen Kompetenz. Stellen Sie sich solche Patienten bildlich als Kinder vor, die einfach noch nicht alles können und Ihre Hilfe benötigen. Geben Sie denen ein gutes Beispiel und weitere Lernchancen.

Es ist eine große Herausforderung im jedem Berufsalltag, mit kommunikativ unglücklich agierenden Menschen zu sprechen, denn häufig fühlen wir uns durch deren wenig wertschätzend und respektlos daherkommende Sprachmuster persönlich angegriffen. Müssen wir aber nicht. Denn deren Problem ist nicht unser Problem. Trennt man die Person vom Problem, das man da gerade miteinander hat, so gelingt es besser, in gutem Kontakt zu bleiben. Beschreibe ich für mich, was die andere Person da gerade tut, so geht auf meiner Seite viel Emotion aus dem Konflikt raus. Fährt mich jemand unhöflich an und beschwert sich rein emotional gesteuert, so bleibe ich besonders cool und gelassen. Damit biete ich meinem Gegenüber ein gutes Modell, an dem er sich orientieren kann. Darüber hinaus biete ich ihm auch keine weitere Angriffsfläche. Beschreiben kühlt eigene negative Gefühle schnell runter. Bewerten heizt sie eher an.

6.3 Leider kann der Patient gerade nicht besser

Hilfreich ist die Vorstellung, dass der andere gerade nicht besser kann, weil er in einer unglücklichen Stimmung oder Lage ist. Möglicherweise hat er Schmerzen oder ein schweres persönliches Schicksal zu tragen. Oder eben noch nicht richtig gelernt, mit Konflikten angemessen umzugehen. Vermutlich kann er noch nicht zwischen Person und Problem trennen. Egal wie er redet, der Patient ist als Mensch immer in Ordnung. Seine Wortwahl oder Ausdrucksweise manchmal aber entwicklungsfähig.

Solche Patienten haben sich im eigenen Psychonebel verrannt, haben dabei den klaren Blick verloren und irren emotional hilflos umher. Sie brauchen Hilfe und Orientierung, Ihre momentane Hilfe, um aus ihrem emotionalen Tief wieder herauszukommen und klar sehen zu können. Sie müssen ihnen die Richtung vorgeben, damit diese Menschen ihren Blick wieder freibekommen und ihren Weg weitergehen können. Nehmen Sie solchen Patienten die dunkelgrau getönte Brille ab und setzen Sie ihnen eine rosarot getönte Brille auf. Schenken Sie ihnen Freundlichkeit, die ist bekanntlich eine der stärksten Waffen.

Rein emotional gesteuerten Menschen fehlt häufig die nötige Selbstkontrolle und Distanz zu anderen. Aber das ist nicht Ihr Problem. Mit einer menschenfreundlichen Grundhaltung können Sie mit allen Menschen in einen guten Kontakt kommen. Wenn Sie sich vor Augen führen, wie es diesen armen Seelen gerade geht, dann werden Sie sich niemals persönlich angegriffen fühlen. So bleibt es Ihnen auch erspart, sich rechtfertigen zu müssen, wenn sich Patienten in unangemessener Weise beschweren. Sie können in aller Ruhe zuhören, den oben beschriebenen Brillentausch vornehmen und danach ruhig auch gewisse Missstände eingestehen oder erklären, wie es dazu kam. Und natürlich zusichern, dass Sie sich um die Missstände und Belange des Kunden kümmern werden. Soweit es in Ihrer Macht steht. Mit dieser gelassenen Grundhaltung bieten Sie anderen keine Angriffsfläche. Sie müssen dann auch nicht zu einem Gegenangriff übergehen. Das spart Kraft und Nerven.

6.4 Positives Denken hilft immer

In Konflikten ist eine gelassene Grundhaltung die beste Munition, um die Dinge konstruktiv zu klären, denn sie garantiert Ihnen ein Höchstmaß an Energie. Begeben Sie sich ebenfalls in den Wutmodus, gehen auch Ihre Energien unnötig und schnell dahin. In den Wuttunnel gerate ich aber nur dann, wenn mir wenig bis keine alternativen Handlungsmöglichkeiten in Form kommunikativer Tools zur Verfügung stehen und ich meine innere Kommunikation nicht geklärt habe. Je besser ich innerlich gerüstet bin, desto weniger störanfällig ist mein gesamtes

System. Eine Grundregel lautet: Je aufgeregter und unkontrollierter der Andere agiert, desto ruhiger und besonnener werde ich. So deeskaliere ich jeden Konflikt und behalte die Kontrolle über mich und die Situation. Auch wenn das möglicherweise ein neues Muster für Sie sein sollte: Diese Haltung kann man lernen. Sie ist eine wichtige Kompetenz gerade auf Dienstleistungsebene.

Denken Sie bitte daran, dass positives Denken uns hilft, handlungsaktiv und ruhig zu bleiben, denn dem Unterbewusstsein ist es egal, ob Ihre Gedanken sich an der Realität oder Ihrer Vorstellungswelt abarbeiten. Es arbeitet immer im Realitätsmodus. Steuern Sie Ihr Gehirn deshalb immer in positive Fahrwasser. Kutscher und Seßler verweisen darauf, dass die Steuerung des eigenen Zustands der Schlüssel zum Kommunikationserfolg ist. Wer zusätzlich den Zustand und die Befindlichkeit anderer Menschen zu verändern in der Lage ist, hält damit einen weiteren wichtigen Schlüssel des Erfolgs in den eigenen Händen (Kutscher u. Seßler 2007, 78).

6.5 Wer cool bleibt, überzeugt – und gewinnt

Natürlich muss ich mich nicht von Patienten beschimpfen oder beleidigen lassen. Kommt so etwas vor, ist es überaus hilfreich, über das Tool der *Überlegten Ich-Botschaft* (Rosenberg 2004) zu verfügen. Die geht folgendermaßen:

Vergreift sich ein Patient im Ton oder beleidigt er mich, so darf ich ihn höflich darauf hinweisen, in diesem Ton bitte nicht mit mir zu sprechen:

- Wenn Sie in diesem Ton mit mir reden, fühle ich mich nicht wertgeschätzt/beleidigt,
- denn ich möchte Ihr Anliegen gern in Ihrem Interesse bearbeiten und Sie zufriedenstellen/Ihnen weiterhelfen.
- Ich möchte Sie deshalb bitten, auch respektvoll mit mir zu sprechen/auch höflich mit mir zu sprechen!

Die *Überlegte Ich-Botschaft* erfolgt in drei einfachen Schritten:

1. Nennen Sie den Anlass, der Sie stört/verletzt sowie Ihr Gefühl dabei.
2. Bekunden Sie weiterhin Ihr Interesse, mit dem Patienten zusammenarbeiten/ihm weiter helfen zu wollen/mit ihm in Kontakt zu bleiben.
3. Wünschen Sie sich die Art und Weise, wie Sie behandelt werden möchten/wie mit Ihnen gesprochen werden soll.

Oder:

- Müssen Sie so mit mir sprechen? Ich bin bemüht, Ihnen zu helfen. Bitte sprechen Sie ebenso höflich mit mir.

Weiteres zur *Überlegten Ich-Botschaft* erfahren Sie im Kapitel 7.3. Wichtig bei allen sprachlichen Mustern, die Sie verwenden, ist es, immer cool zu bleiben, weiter freundlich zu kommunizieren. Merkt man, dass man im Konfliktfall körperlich reagiert (rot wird, sich der Puls erhöht, das Herz zu klopfen beginnt etc.) dreimal tief durchatmen, eine aufrechte Körperhaltung einnehmen und sich genau auf den Konfliktpartner konzentrieren, ihm genau zuhören.

6.6 Sich nicht zum Fisch an der Angel machen

Aber lassen Sie sich nie von aggressiv-unkontrolliert kommunizierenden Patienten an den Haken nehmen. Denken Sie bitte an die Hampelmann-Metapher: Wenn der unangemessen kommunizierende oder leidende Patient an Ihrer Strippe zieht und Sie losgehen wie eine Rakete, dann sind Sie fremdgesteuert, halten das Heft der Handlung nicht länger in den eigenen Händen. Dann haben andere die Kontrolle über Sie. Wer sich an der Strippe ziehen lässt, hängt sozusagen am Haken des anderen. Ist man blind vor Wut, springt unbewusst unser körpereigenes Notfallprogramm an, dann regieren die Säfte in uns, wir sind de facto außer uns und werden nur noch von Emotionen und Affekten gesteuert. Das sollte Ihnen nicht passieren. Jeder kennt bestimmt eine solche Reaktion, wenn man mal völlig neben sich gestanden hat, total außer sich geraten und im Wuttunnel gefangen war. Konstruktive zielführende Gespräche sind dann nicht mehr möglich. Diese in uns archaisch angelegten Muster waren in unserer steinzeitlichen Entwicklungsgeschichte wichtig, als es ums pure Überleben ging. Flucht oder Angriff lautete die Devise. Wer heute immer noch so handelt, hat seit der Steinzeit eher wenige persönliche Entwicklungsfortschritte gemacht. Zu dieser Spezies Mensch will niemand gehören.

Wer im Konfliktfall über Variationsmöglichkeiten im Handeln verfügt, muss nicht auf dieses biologisch in uns angelegte Notfallprogramm zurückgreifen. Das müssen nur Menschen, die in Konflikten bisher überwiegend schlechte Erfahrungen mit anderen gemacht haben und über kein geeignetes Instrumentarium zur Lösung verfügen. Der Kluge kontrolliert durch ein Repertoire gelernter Handlungsmöglichkeiten. Die bewahren ihn vor der oben geschilderten emotionalen Explosion. Natürlich ärgert man sich manches Mal über bestimmte Patienten, aber man zeigt es nicht. Man muss es nicht zeigen, weil man dafür Erklärungsmuster hat und über so wertvolle soziale Kompetenzen wie Selbstkontrolle, Empathiefähigkeit und Frustrationstoleranz verfügt. Frustrationstoleranz bedeutet, auch mal über etwas hinweghören zu können, was vielleicht im Affekt gesagt wurde. Zusammen mit den nötigen kommunikativen Werkzeugen schützen diese Fähigkeiten uns davor, blind in Konfliktfallen und Psychonebel zu tappen. Wer viele Verhaltensmöglichkeiten hat, muss sich vor niemandem, auch keinem ungeübt kommunizierenden Patienten fürchten. Über die Stränge schlagende Patienten werden so zur Herausforderung für Sie und bieten Ihnen die Chance, auf Ihre vielfältigen Ressourcen zurückzugreifen und auch konfliktbeladene Situationen souverän zu meistern. Nur wer viele Wege kennt, erreicht am ehesten sein Ziel.

7 Kommunikative Techniken für einen achtsamen Umgang mit Patienten

Die Kunst der Kommunikation liegt darin, auf verschiedene Situationen und Personen unterschiedlich reagieren zu können. Die Herausforderung liegt darin, verschiedenste Kommunikationsmöglichkeiten auszuprobieren, um sich permanent zu verbessern (Kutscher u. Seßler 2007, 66). Es gibt Techniken, die gerade für das Kommunizieren von Konflikten und den Umgang mit Beschwerden gut geeignet sind, weil sie auf unzufriedene Patienten deeskalierend und beruhigend wirken und gleichzeitig konstruktive Lösungen ermöglichen. Mit diesen Techniken können Sie in oft aussichtlos empfundenen Situationen punkten, d.h. schnell zu Win-win-Lösungen kommen.

Grundvoraussetzung für das konstruktive Anwenden dieser Techniken ist wieder einmal Ihre eigene Einstellung. Wenn Sie die Person vom jeweiligen Problem trennen können, nach Lösungen suchen und nicht nach Schuldigen, über sich selbst und andere positiv denken, werden Sie erfolgreich sein. In den vorigen Kapiteln haben Sie ja bereits erfahren, wie Glaubenssätze uns häufig blockieren, anders zu denken. Negative Überzeugungen und Einstellungen in Form uns hemmender Glaubenssätze können wir durch Refraiming (Umdeuten/Neurahmen) verändern. Dadurch gewinnen wir neue Möglichkeiten und Perspektiven. Das ist nicht nur gut für unser Arbeitsleben.

7.1 Das Spiegeln

Eine Möglichkeit, mit leidenden oder vorwiegend emotional gesteuerten Patienten umzugehen, ist das Beherrschen der Technik des *Spiegelns*. Häufig wollen die

Patienten ihre negativen Gefühle oder diffusen Ängste einfach nur loswerden. Verbal oder durch Körpersprache zeigen sie, wie schlecht es ihnen geht, wollen, dass andere ihre Gefühle mitbekommen oder teilen, manchmal auch andere dafür verantwortlich machen, dass es ihnen gerade nicht so gut geht. Dafür wird jeder Beliebige schnell zum Blitzableiter gemacht, manchmal auch die gesamte Praxis, weil niemand anderes ihnen sonst gern zuhört. Manche Menschen tragen ihre negative Haltung als festes Muster mit sich herum. Deshalb ist es kontraproduktiv, solche mit Negativmustern beladene Menschen belehren oder in kurzer Zeit verändern zu wollen. Hören Sie sich besser ruhig und gelassen an, was diese Patienten zu sagen haben und spiegeln Sie einfach, was Sie verstanden haben. Unterbrechen Sie solche Patienten höflich, wenn es Ihnen zu viel wird:

- Ich merke, Ihnen geht es gerade nicht sehr gut.
- Sie sind im Augenblick in keiner guten Stimmung.
- Sie haben momentan sicher große Schmerzen.
- Ich sehe, dass Sie gerade unter Ihren Schmerzen leiden.

Bei all diesen Statements können die angesprochenen Menschen immer nur mit *Ja* antworten. Das aber entlastet sie schon, sie fühlen sich ernst genommen und verstanden und ihr Frust lässt nach. Sie spiegeln die Gefühle Ihres Gegenübers, weil Sie empathisch sind. Sie lesen aus der Gestik und Mimik anderer deren Gefühle heraus. Das nimmt denen die innere Spannung, denn sie fühlen sich in ihrem Leid(en) verstanden.

Um wieder in ein gutes Gespräch mit anderen zu kommen, helfen bestimmte Techniken wie das *Spiegeln*, denn sie bauen eine Brücke zum Anderen. Es sind Techniken, die wie ein biologisches Programm wirken. Ziel ist es, wieder in einen guten Kontakt mit anderen zu kommen.

Menschen, die ständig nörgeln und unzufrieden sind, die sich über alles und jeden beschweren, denen man nichts recht machen kann, laufen mit einem Negativfilter durch die Welt. Alles erscheint ihnen grau oder schwarz. Spiegeln Sie diese Patienten, schenken Sie ihnen die nötige Aufmerksamkeit und Empathie, an der es ihnen ansonsten anscheinend mangelt. Damit erfüllen Sie Grundbedürfnisse anderer, nehmen denen Druck und verringern deren Ängste. Wenn Patienten davon sprechen, wie schlecht es ihnen geht oder Ihnen ein schmerzverzerrtes Gesicht zeigen, so ist es immer gut, zu spiegeln:

- Ich sehe schon, Ihnen geht es gerade gar nicht gut, Sie haben sicherlich starke Schmerzen. Gleich ist der Arzt für Sie da.
- Sie mussten heute etwas länger warten, deshalb sind Sie ein wenig verärgert. Das kann ich gut verstehen!

Immer wird der Patient mit *Ja* antworten und dankbar sein, dass Sie ihm Empathie für seine akute seelische Notlage geschenkt haben. Dass Sie gut beim Patienten gelandet sind, merken Sie immer daran, dass dieser lediglich mit *Ja* antworten (oder nicken) kann. Sie werden so zum heimlichen Ja-Sammler.

Verbales Spiegeln ist überaus effektiv. Voraussetzung ist Empathie, die Fähigkeit, die Gefühlslage anderer aus deren Körpersprache herauslesen zu können oder aktiv zuzuhören. Es reicht, sprachliche Äußerungen, die der Patient macht, einfach zu wiederholen, wortwörtlich wiederzugeben. Wir alle mögen Menschen, die die gleiche Sprache sprechen. Wenn Sie Botschaften, die Ihnen Patienten senden, entschlüsseln und spiegeln, bauen Sie eine tragfähige Brücke zu ihnen.

- Patient: Ich habe starke Schmerzen, dauert es noch lange?
- Spiegeln: Ich sehe, dass Sie starke Schmerzen haben, der Doktor ist gleich für Sie da.

Patient kommt nach langer Wartezeit missmutig auf Sie zu:

- Sie sind genervt, weil Sie heute leider länger warten müssen. Das kann ich verstehen. Es ist nur noch ein Patient vor Ihnen dran.

Weil Sie Aufmerksamkeit schenken, bauen Sie wieder Vertrauen auf. So wird der missmutige Patient vielleicht auch noch die restliche Wartezeit ohne zu murren in Kauf nehmen. Durch das Spiegeln nehmen Sie anderen den Dampf aus dem Kessel.

Wenn Sie das vom Patienten Geäußerte mit eigenen Worten noch einmal kurz zusammenfassen (dabei Schlüsselwörter benutzen) und eventuell durch kurzes Nachfragen und das Beherzigen der N-N-Formel untermauern (Nase und Nabel dem Gesprächspartner zuwenden), dann können Sie gewiss sein, beim Patienten zu landen. Auch am interessierten Blickkontakt merken die Patienten, dass durch Ihre Rückmeldung unterschwellige Ängste, Gefühle, Bedürfnisse, Wünsche oder Appelle erkannt worden sind. Die Patienten spüren, dass sie bei Ihnen verstanden werden. Sie haben damit bei Ihren Patienten eine Punktlandung hingelegt.

7.2 Das Aktive Zuhören

Eine weitere Technik für eine gute Beziehung zum Patienten ist das *Aktive Zuhören*. Aktiv zuhören bedeutet, gut zuzuhören, eigene Urteile oder Stellungnahmen aufzuschieben und sich ganz dem Gegenüber zuzuwenden.

Aktives Zuhören ist eine nützliche Technik, die dem Gegenüber vermittelt, dass seine Worte für den Anderen jetzt wichtig sind. Voll und ganz lässt man sich auf den Gesprächspartner ein und versucht, das Geäußerte so gut es geht zu verstehen. Dabei erhält man genaue Kenntnis über den Gefühlszustand, die Bedürfnisse und Wünsche des Gesprächspartners.

Aktives Zuhören erfordert Achtsamkeit ebenso wie Aufmerksamkeit. Sich voll und ganz auf den Kommunikationspartner einzustellen und mit allen Sinnen und voller Konzentration nur bei ihm zu sein, verbale und nonverbale Signale lesen und entschlüsseln zu können, dabei den Blickkontakt zu halten, sich körperlich dem Anderen zuzuwenden oder interessiert nachzufragen, all das gehört zum *Aktiven Zuhören*.

Zuwendung ist eines der wesentlichen Grundbedürfnisse aller Menschen, deshalb ist eine funktionierende Arzt-Patienten-Bindung auch ein Wirtschaftsfaktor für jede Praxis (Welling 2005, 15).

Wenn Patienten merken, dass man ihnen zuhört, sie verstehen möchte, ihre Bedürfnisse respektiert und sie ernst nimmt, ist das auch eine Art der Präventionsarbeit, die Sie leisten. Wer sich verstanden fühlt, wer merkt, dass sich andere für ihn interessieren, der ist weniger geneigt, sich zu beschweren. Denn sein Grundbedürfnis, als Mensch gesehen zu werden, wird befriedigt. Darüber hinaus verhindert *Aktives Zuhören* die Fehleranfälligkeit in der Kommunikation, denn Missverständnisse werden so minimiert.

Die Techniken des *Spiegelns* und des *Aktiven Zuhörens* sind wichtige Fähigkeiten, um im Umgang mit Patienten Konflikte und Missverständnisse zu vermeiden. Mit diesen beiden Techniken landen Sie sozusagen direkt im Herzen Ihrer Patienten. Ratschläge dagegen sind immer Schläge und wirken häufig kontraproduktiv, weil Menschen ungern belehrt werden wollen.

Wenn Sie bei Ihren Patienten Emotionen spüren, können Sie mit diesen Techniken Ängste und Vorbehalte nehmen, bei aufgebrachten und wütenden Patienten wirken diese Techniken deeskalierend und beruhigend.

Ein guter Kommunikator ist immer der, der auf eine Win-win-Lösung aus ist, das heißt beide Kommunikationspartner zufriedenstellt. Wer das Selbstwertgefühl anderer angreift oder wer sich angegriffen fühlt, gefährdet die Kommunikation. Denn Angriffe fühlen sich nicht gut an und werden zumeist gekontert. Wer über wenig Selbstwertgefühl verfügt, muss den letzten Rest verteidigen. Um das eigene Gesicht zu wahren, gehen viele Menschen deshalb sofort zum Gegenangriff über. Wer ein starkes Selbstwertgefühl hat und über die nötigen Techniken verfügt, hat solche verbalen Scharmützel gar nicht nötig.

7.3 Die Überlegte Ich-Botschaft

Eine weitere Deeskalationstechnik ist die *Überlegte Ich-Botschaft* nach Marshall Rosenberg (2004).

Die *Überlegte Ich-Botschaft* funktioniert nach folgendem Prinzip: Beobachtetes wird ohne Wertung beschrieben. Wenn ich etwas beschreibe, was mich stört oder ärgert, so verlieren sich meine negativen Emotionen sehr schnell. Wenn ich aber etwas bewerte, das mich stört oder ärgert, dann kochen meine Gefühle meist hoch.

Das Grobschema der *Überlegten Ich-Botschaft* geht wie folgt:

- Ich beschreibe die Situation/Handlung (Was ist genau passiert?).
- Ich nenne meine Gefühle, die sich bei entsprechender Situation/Handlung einstellen.
- Ich artikuliere meine Bedürfnisse bezüglich der Situation/Handlung.
- Ich wünsche mir, wie es in Zukunft besser laufen könnte.

Zwei Beispiele aus der Praxis:

Wenn ein Patient mit Ihnen in einem unhöflichen Ton kommuniziert, antworten Sie folgendermaßen:

1. Wenn Sie so aufgebracht mit mir sprechen,
2. fühle ich mich zu Unrecht angegriffen,

3. weil ich mich um Ihr Anliegen weiter bemühen möchte.
4. Ich wünsche mir, dass Sie auch freundlich mit mir sprechen.

Wenn ein Patient sich bei Beschwerden im Ton vergreift:

1. Wenn Sie sich auf diese wenig respektvolle Weise bei mir beschweren,
2. fühle ich mich verletzt,
3. weil ich Ihnen gern weiterhelfen möchte.
4. Ich bitte Sie, dass wir höflich miteinander sprechen.

Diese beiden Beispiele belegen, dass die *Überlegte Ich-Botschaft* gut dazu geeignet ist, anderen mitzuteilen, dass man gerade nicht mit einer bestimmten Art und Weise des Umgangs einverstanden ist, ohne dem anderen Vorwürfe zu machen, ihn zu belehren oder zu verletzen. Im Gegensatz zu *Du-/Sie-Botschaften* sind die *Ich-Botschaften* nicht belehrender Natur. Wer andere belehren will, stößt meist auf Granit. Mit der *Überlegten Ich-Botschaft* gelingt es, die Beziehungsebene intakt zu halten und die Kommunikation lösungsorientiert fortzusetzen.

Man argumentiert bewusst sachlich aus der Ich-Perspektive und beschreibt lediglich die eigenen Gefühle, die ein bestimmter Umstand oder die Wortwahl des Anderen in einem hervorruft, ohne ihn anzuklagen. Man kommuniziert die eigenen Gefühle und macht dadurch ein empathisches Angebot, die eigene Sichtweise besser zu verstehen. So bleibt er leichter im Boot. Der Kontakt reißt nicht so schnell ab wie bei der *Du-/Sie-Botschaft*, bei der sich der Andere sofort in den Verteidigungsmodus gedrängt sieht. Wenn man anklagt oder Vorwürfe macht, bricht die Kommunikation meist ab, weil mein Gegenüber sein Selbstwertgefühl in Gefahr sieht und automatisch auf die persönliche Verteidigungsebene wechselt. Um sein Gesicht zu wahren, benötigt er alle Kraft, um auf dieser Ebene um seine Reputation zu kämpfen. Dementsprechend beginnt er, sich oder sein Verhalten zu rechtfertigen und hat kein Ohr mehr für die eigentliche Botschaft.

7.4 Wünsche sind besser als Vorwürfe

Auf die Gefühls- und Wunschebene zu gehen, lässt erst gar keine Gefühle von Ärger aufkommen und das Äußern eines Wunsches, der eine bessere Zukunft für beide Parteien beschreibt, kann man nur schwerlich abschlagen. Mit der *Überlegten Ich-Botschaft* baut man im Konflikt eine konstruktive Brücke zum Du, die es ihm leicht macht, sie zu betreten. Die *Überlegte Ich-Botschaft* ist eine geeignete Technik, um die Beziehung zum Gesprächspartner im Konfliktfall sogar zu stärken, anstatt sie zu torpedieren. Sie ist als ein auf Kooperation beruhendes und beziehungsförderndes kommunikatives Konflikt-Werkzeug bestens geeignet, um Probleme anzusprechen und für eine Win-win-Situation zu sorgen, weil sie auch Lösungen in Form von Wünschen anbietet. Weil keine Schuldzuweisung erfolgt und der Fokus auf eine Lösung und nicht auf das Problem gerichtet ist, gelingt es deutlich leichter als bei der *Du-Botschaft*, miteinander im Gespräch zu bleiben.

Mit den hier beschriebenen drei Tools sind Sie als Konfliktmanager gut aufgestellt und verfügen über genügend Wahlmöglichkeiten in Ihrem Kommunikationskoffer.

7.5 Hinter jedem Vorwurf steht ein Wunsch – Umgang mit Kritik

Wenn sich Patienten beschweren, denken Sie bitte stets daran: Hinter jedem Vorwurf steckt ein (versteckter) Wunsch. Leider können viele Menschen ihre Wünsche nicht offen ausdrücken, häufig fehlt ihnen der Mut, Wünsche zu äußern. Manchmal sind die Wünsche den Patienten auch gar nicht konkret bewusst, sie spüren einfach eine innere Unzufriedenheit und können diese dann nur diffus verschleiert oder ungebremst fordernd an Sie herantragen. Besser ist es, wenn es gelingt, Ihren Patienten deren Wünsche von den Augen oder von anderen Signalen, die deren Körper aussendet, abzulesen. Wenn Sie das können, besitzen Sie eine wesentliche soziale Kompetenz. Sie sind empathiefähig.

Gerade im medizinischen Geschäft ist das eine unverzichtbare Grundkompetenz. Empathisch zu sein heißt, sich in andere und deren emotionale Zustände einfühlen, Körpersignale (autonome Feinsignale) lesen und Befindlichkeiten, die sich dahinter verbergen, entschlüsseln zu können. Gestik und Mimik lügen nie, sie verraten uns Menschen in all unseren Gefühlslagen und Stimmungen. Jeder kann mit dem Kopf nicken und *nein* sagen oder den Kopf schütteln und *ja* sagen, aber die eigene Gefühlslage kann man nur schlecht verbergen. Holen Sie Ihre Patienten da ab, wo diese gerade emotional verortet sind. Gehen Sie auf schüchterne Patienten zu, führen Sie diese sicher durch Gespräche und die Praxis und bringen Sie auch eher offensiv kommunizierende Patienten sicher und professionell zum Ziel. Hören Sie stets gut und aktiv zu und stellen Sie im Zweifelsfall besser weitere Fragen für Ihr Verständnis. Loben Sie Patienten und schenken Sie ihnen Anerkennung, wenn die Patienten dies einfordern. Ihr Ziel sollte immer sein, dass der Patient sich letztlich bei und mit Ihnen wohlfühlt. Sie selbst können sich in kniffligen Situationen die Frage stellen: Will ich Recht haben oder glücklich sein?

7.6 Der Patient hat immer Recht!?

Wenn Sie Konflikte moderieren müssen, so lautet der Grundsatz: Der Patient hat immer Recht. Hat er natürlich nicht, aber Sie befinden sich schließlich nicht vor Gericht, sondern kommunizieren lediglich mit einem unzufriedenen Kunden oder einem Schmerzpatienten und der ist bei Ihnen immer Kaiser.

Hören Sie sich jegliche Art von Kritik ruhig und gelassen an, lassen Sie den Kritiker ausreden. Nehmen Sie seine Kritik ernst, aber nicht persönlich. Gestehen Sie Versäumnisse oder Fehler gleich am Anfang des Gesprächs ein und versichern Sie, alles in Ihrer Macht Stehende zu tun, um rasche und individuelle Abhilfe zu schaffen. Sie sollten immer kommunizieren, dass Sie an einer Lösung des Problems interessiert sind. Nehmen Sie jede Art von Kritik ernst und an. Wenn ein Patient ein Problem hat, dann gibt es dieses Problem. Jeder Mensch kann die Welt nur aus seinem ganz individuellen Blickwinkel sehen. Und wenn jemand ein Problem sieht, dann ist es auch eins. Lassen Sie dem Anderen sein Problem, denn Sie können es ihm nicht einfach ausreden. Sie können nur versuchen, es zu verstehen und alles in Ihrer Macht Stehende dafür zu tun, um es aus der Welt zu schaffen. Trennen Sie dabei immer die Person vom Problem. Sonst laufen Sie Gefahr, den Kritiker mit dem schon angesprochenen negativen Filter zu versehen, ihn zu stigmatisieren. Sie wissen ja bereits: *Schwierige* Patienten gibt es nicht! Auch wenn Ihnen das Problem des Anderen klein vorkommt und Sie denken: Oh Gott, solch ein Problem hätte ich auch gern mal, nehmen Sie es bitte ernst, denn jeder von uns hat im Leben andere Erfahrungen gemacht und empfindet die Welt auf seine eigene Weise. So kommt es halt zu verschiedenen Wertvorstellungen und Glaubenssätzen.

Lassen Sie Ihren Gesprächspartner spüren, dass Sie an seiner Welt und seinem Problem interessiert sind und für seine Sichtweise Verständnis aufbringen. Sie müssen diese ja nicht teilen. Setzen Sie sich sinnbildlich auf den Stuhl des Anderen. Aus der Körpersprache, den non-verbalen autonomen Feinsignalen Ihres Gesprächspartners können Sie vieles über seinen seelischen Zustand und die Qualität Ihrer gegenseitigen Beziehung herauslesen. Speziell der Blickkontakt oder dessen Vermeiden gibt darüber Auskunft, wie Sie und Ihr Gesprächspartner zueinander stehen. Sympathie oder Antipathie entstehen über körperliche Signale. Deshalb sind eine zugewandte Körperhaltung und aktives Zuhören unabdingbare Voraussetzungen für ein ehrliches und ernsthaftes sich Einlassen auf den Anderen. Schwingen Sie sich gerade in Konfliktsituationen auf den Patienten ein. Interessiertes Nachfragen oder Wiederholen des Gesagten (Spiegeln) wirken häufig Wunder. Frage- und Zuhörkompetenz gehören immer zusammen. Und das Zuhören ist in unserer schnelllebigen Zeit eine stark unterschätzte Kompetenz, die viel Leid, Kummer und Schmerz lindern kann und im Konflikt Missverständnisse vermeiden hilft.

7.7 Ich kann Ihren Ärger gut verstehen – Empathie verschenken

Manche Patienten geben gern den leidenden nervösen Kranken und sprechen stark emotional aufgeladenen, um sich mit ihren Wünschen durchzusetzen. Sie hoffen dabei auf den Krankenbonus, der ihnen aber nicht per se gegeben werden muss. Gerade bei emotional aufgeladenen Angriffen von Patientenseite sollten Sie einen kühlen Kopf bewahren. Ihre Körpersprache bleibt positiv und kontrolliert wie Ihre innere Haltung. Wenn Sie im Konfliktfall dreimal tief durchatmen und Ihren Körper in eine aufrechte Position bringen, spüren Sie die nötige Energie, die Sie nun benötigen. Deshalb ist es ratsam, in Konfliktgesprächen aufzustehen (auch wenn Sie telefonieren), dann bekommt Ihr Körper die nötige Ener-

gie geliefert. Ruhig und gelassen im Ton formulieren Sie dann souverän zugewandt und lösungsorientiert:
- Ich kann Ihren Ärger verstehen. Ich schlage Ihnen Folgendes vor .../mache Ihnen folgendes Angebot ...
- Es tut mir leid, dass Sie solche Unannehmlichkeiten hatten. Ich möchte Ihnen gern helfen und mache Ihnen folgendes Angebot ...

Das ist besser als:
- Das geht nicht! (Denn: Geht nicht gibt's in der Dienstleistung nicht!)

Auch genaue Verständnisfragen sind gut geeignet, um den aufgebrachten Patienten ein wenig runterzukühlen:
- Was genau ist Ihr Anliegen, damit ich es besser verstehen und bearbeiten kann?

Das ist besser als:
- Worum geht es bei Ihrer Beschwerde eigentlich?/Was passt Ihnen denn nicht?/Worüber regen Sie sich eigentlich auf?

Wenn Sie Ihre Bereitschaft zur Klärung der Angelegenheit an den Anfang stellen, beruhigen Sie den Kritiker:
- Gern möchte ich Ihnen in dieser Angelegenheit weiterhelfen. Dazu brauche ich folgende Informationen ...
- Um Ihre Beschwerde bearbeiten zu können, muss ich wissen ...

So führen Sie Ihre Patienten gelassen und professionell durch Konfliktgespräche.

Natürlich ist es leichter, mit Menschen zu kommunizieren, die überwiegend positive Erfahrungen im Leben gemacht haben, denn die verfügen meist auch über eine eher positive Sprache. Tanken Sie sich energetisch an den Menschen auf, mit denen Sie nette Gespräche haben. Bedanken Sie sich für angenehme und bereichernde Patientengespräche, beglückwünschen Sie sich selbst jedes Mal, wenn Ihnen Gespräche mit Patienten gut gelungen sind, wenn Ihnen Freundlichkeit und Anerkennung für Ihre Arbeit geschenkt wurden. Dass Kommunikation gelingt, ist immer eher die Ausnahme. Aus solchen vielen kleinen positiven Energiequellen ziehen Sie Ihre tägliche Kraft und Energie. Häufig werden bereichernde nette Gesprächsgeschenke viel zu wenig beachtet. Angenehme und gut verlaufende Gespräche aber sind Ihr persönlicher Erfolg, denn Sie haben durch Ihre freundlich-professionelle Art dazu in erheblichem Maße beigetragen. Feiern Sie sich angemessen dafür. Wenn Sie kein anderer lobt, dann tun Sie es bitte selbst. Denn das hilft dem eigenen Selbstbewusstsein wieder auf die Sprünge, motiviert Sie und ist gut für Ihr Immunsystem. Nach guten Gesprächen ist es Ihnen gelungen, bei Ihrem Patienten zu landen. Mit der daraus gewonnenen Energie gelingt es Ihnen dann auch deutlich besser, konfliktbeladene und kraftraubende Gespräche zu führen.

7.8 Wenn Gespräche stocken – Patienten wertschätzend weiterleiten

Es gibt aber auch Patienten, mit denen kommt man manchmal einfach nicht weiter, die hören nicht auf zu nörgeln und finden immer noch ein Haar in der Suppe. Mehr als freundlich-konstruktive Angebote können Sie aber nicht machen, denn auch Ihr Budget an Zuwendung ist beschränkt. Es gibt die Möglichkeit, andere Kollegen einzuschalten und den Patienten höflich weiterzuleiten:

- Ich denke, das Beste ist, wenn die noch kompetentere Kollegin sich weiter mit Ihrem Anliegen beschäftigt.
- Vielleicht kann ich Ihre Angelegenheit an unsere Praxismanagerin weitergeben/Vielleicht kann unsere Praxismanagerin Ihnen da besser weiterhelfen.
- Vielleicht kann Ihnen der Herr Doktor in dieser Angelegenheit besser weiterhelfen.

Ein Wechsel der Person kann manchmal helfen, unbefriedigende und festgefahrene Situationen aufzulösen oder sich aus Rechtfertigungsschleifen, in denen Sie sich gefesselt haben, wieder zu lösen. Andere Mitarbeiter bringen möglicherweise eine neue Dynamik in den stockenden Prozess oder haben noch andere Lösungsideen parat. Auf einen in der Hierarchie höher stehenden Mitarbeiter zu verweisen, ist manchmal ganz geschickt, weil der sich beschwerende Patient sich dadurch noch besser vertreten fühlt. Oder er möchte das Problem, ehe Sie den Arzt einschalten, dann doch lieber mit Ihnen klären.

Man darf ein Gespräch, wenn es sich in einer Endlosschleife festgezurrt hat, auch bewusst mit einem konstruktiven Vorschlag beenden.

- Ich würde Ihnen gern weiterhelfen, Frau Labermann, aber im Augenblick weiß ich auch keine für Sie zufriedenstellende Lösung. Deshalb schlage ich vor, dass ich das Problem mit meinem Vorgesetzten in Ruhe bespreche und mich so schnell wie möglich bei Ihnen melde.

Möglicherweise gelingt es Ihnen mit dieser Vorgehensweise, den im Beschwerdemodus gefangenen Patienten wieder zurückzuholen und für weitere Vorschläge zu öffnen.

7.9 Nicht beschimpfen lassen – freundlich Grenzen setzen

Natürlich müssen Sie sich nicht beschimpfen lassen. Deshalb ist es nötig, sich gegen aggressiv auftretende Patienten abzugrenzen:

- Ich möchte Sie im Interesse einer Lösung für Ihr Problem bitten, dass Sie ebenso ruhig und freundlich mit mir sprechen.
- Ich bin sehr bemüht, Ihnen weiterzuhelfen, bitte Sie aber, in ruhigem Ton mit mir zu sprechen.

Gelingt es dem Patienten nicht, seine Wut oder seinen Ärger zu zügeln, dürfen Sie das Gespräch auch sofort beenden:

- Verzeihung, aber wenn Sie Ihren Ton mir gegenüber nicht verändern, möchte ich Sie gern an eine andere Kollegin verweisen.

Oder nach der bewährten *Überlegten Ich-Botschaft* von Rosenberg:

- Wenn Sie weiterhin derart schimpfen, sehe ich mich außerstande, eine geeignete Lösung für Sie zu finden. Ich bemühe mich gern weiter um Ihr Anliegen, bitte Sie aber, ruhig und freundlich mit mir zu sprechen.
- Entschuldigung, aber wenn Sie so aggressiv mir gegenüber sind, fällt es mir schwer, eine Lösung für Ihr Problem zu finden. Ich bitte Sie, genauso höflich mit mir zu reden, wie ich es mit Ihnen tue.

Natürlich versuchen Sie immer zuerst, Patienten, die tief im Psycho-Nebel stecken, daraus zu befreien, Sie übernehmen sozusagen die Rolle des Ersthelfers, denn im dichten Nebel passieren die fürchterlichsten Unfälle. Wer aber nicht gerettet werden möchte, von dem sollten Sie sich auch nicht in den Nebel hineinziehen lassen, weil sonst auch Sie zum Opfer werden. Nicht jeder möchte und kann gerettet werden. Gegen den Patientenwillen funktioniert das auch gar nicht.

7.10 Latent Unzufriedene sind Chefsache

Dauernörgelnde Patienten, die tief im Psychonebel oder Wuttunnel feststecken, sind Chefsache. Meist werden sie in Gegenwart eines Arztes recht schnell wieder im Umgang geschmeidig und handzahm, denn dieser Menschenschlag sucht sich meist den geringsten Widerstand, um seinen Frust unter die Leute zu bringen. Vor Autoritäten kuschen solche Menschen häufig.

Um nicht im Nachhinein vom Vorgesetzten nach einer eventuellen Beschwerde gerügt zu werden, sollten Sie ein kurzes, stichwortartiges Beschwerdeprotokoll von Ihrem Konfliktgespräch verfassen und dem Chef Ihr Negativ-Erlebnis mitteilen. Schreiben Sie ihm bitte auch alle Angebote auf, die Sie dem Patienten unterbreitet haben.

Folgende Punkte kann ein Beschwerdeprotokoll umfassen:

- Name des Beschwerdeführers
- Datum
- Grund der Beschwerde
- Art der Beschwerde
- Angebote Ihrerseits
- getroffene Vereinbarung mit dem Beschwerdeführer
- Weitergabe an ... am ... mit Bitte um Besprechung in der nächsten Teamsitzung.

Der Chef sollte Ihnen dann den Rücken stärken und mit dem entsprechenden Patienten reden. Permanente Meckerpatienten wissen um die Sandwichposition der MFA (zwischen Arzt und Patient) und versuchen häufig, das für ihren Frust oder zu ihrem Vorteil auszunutzen. Zum Opfer aber muss man sich nicht machen lassen, auch nicht als Dienstleister. Man kann Patienten nur immer wieder freundlich Angebote machen, ob sie diese auch annehmen, liegt nicht nur an Ihnen. Wenn Patienten sich absolut nicht benehmen können oder wollen, muss man sich von diesen im Interesse der ganzen Praxis auch mal trennen können. Hier kann Ihr Chef ein Machtwort sprechen und den permanent unzufriedenen Patienten bitten, sich eine andere Praxis zu suchen, in der er sich möglicherweise besser aufgehoben fühlt.

7.11 Wer freundlich verabschiedet wird, kommt gern wieder

Auch wenn Patienten die Praxis wieder verlassen, sollten sie gesehen und wertschätzend verabschiedet werden. Denn sie sollen ja gern wiederkommen. Häufig habe ich erlebt, dass die Praxis verlassende Patienten gar nicht mehr von den MFA registriert wurden. Oder die Patienten haben sich verabschiedet und keine Antwort erhalten. Das geht gar nicht. Jedem Patienten, der die Praxis wieder verlässt, gebührt die entsprechende Aufmerksamkeit in Form einer Abschiedsgrußformel:

- Auf Wiedersehen und alles Gute.
- Bis zum nächsten Mal und gute Besserung.
- Ihnen noch einen schönes Tag, bis nächste Woche.

Das ist kein großer sprachlicher Aufwand, nur ein wenig Aufmerksamkeit gehört dazu und hinterlässt eine positive Wirkung beim Patienten. Was er mitnimmt, ist eine kleine Aufmerksamkeit in Form eines verabschiedenden Wortgeschenks. Sein Grundbedürfnis nach sozialer Resonanz, einfach gesehen und wahrgenommen worden zu sein, ist damit bestens gestillt. Er wird diese freundliche und den Patienten zugewandte Praxis gern wieder aufsuchen.

8 Wie sag ich's meinen Patienten?

Die Kommunikation zwischen Patient und Arzt ist von vielen Variablen abhängig. Das heißt, der Arzt muss einiges beachten, wenn er Kontakt zu seinem Patienten aufnimmt und aufbaut. Bei einem limitierten Zeitbudget, das Ärzte heute haben, ist das eine große kommunikative Herausforderung, denn sie müssen in wenigen Minuten die aktuelle Befindlichkeit ihres Patienten scannen, ihn angemessen begrüßen und sich an sein bisheriges Krankheitsbild erinnern. Eventuell müssen sie kommunikative Irritationen, die der Patient bei seiner Anmeldung erlebt hat, kompensieren, sich noch einmal für die lange Wartezeit entschuldigen und erklären, warum es dazu gekommen ist. Das soll heißen, Ärzte können sich kommunikativ nicht allein auf ihre medizinische Expertise verlassen.

Auch für Ärzte heißt es erst einmal, bestimmte kommunikative Begrüßungsregeln einzuhalten, auch für sie gelten bestimmte zwischenmenschliche Vorgaben für den Aufbau einer tragfähigen Beziehung zum Patienten, um die nötige Compliance herzustellen. Ein erfahrener Arzt kann körpersprachliche Signale lesen und erkennt bei ihm bekannten Patienten sicherlich sofort, welche Dosis Empathie dieser heute gerade benötigt, um möglichst schnell zum Punkt, sprich zum eigentlichen Patientengespräch und anschließend zur Behandlung zu kommen.

Die Kunst des Arztes besteht also darin, in einer, von einem limitierten Zeitbudget erzeugten hohen Arbeitsverdichtung eine beziehungsfördernde Atmosphäre kreieren zu können, in der sich der Patient öffnen kann. Es muss dem Arzt gelingen, authentisch dialogische Gestaltungsräume für den kommunikativen Austausch mit dem Patienten zu schaffen, um das nötige Vertrauen bei Patienten zu gewinnen. Dafür müssen Körpersprache und das, was gesagt wird, symmetrisch sein, das heißt beide müssen dasselbe ausdrücken, um zu überzeugen. Kongruenz und Echtheit gehören ebenso zu den Grundkompetenzen, eines Arztes wie Empathie und Wertschätzung jedes einzelnen Patienten.

Die Kommunikation zwischen Patient und Arzt beginnt meist erst, wenn der Patient bereits Kontakt mit anderen Mitarbeitern der Praxis gehabt hat, demzufolge schon in einer ganz bestimmten Stimmung mit dem Arzt zusammentrifft. Die Stimmung kann gut sein, wenn der Patient vom Praxispersonal wertschätzend und freundlich begrüßt, aufgenommen und durch die Praxis geleitet wurde und wenn er nicht zu lange warten musste. Die Stimmung des Patienten kann aber auch gereizt oder schlecht sein, wenn er sich nicht angemessen in seiner Persönlichkeit oder seiner Krankenhistorie respektiert oder verstanden gefühlt hat, wenn MFA unfreundlich oder genervt wirkten oder wenn er für sein Empfinden zu lange warten musste. Natürlich hängt die psychische Verfassung des Patienten auch immer von der Schwere seiner Erkrankung und seinem momentanen physischen Zustand ab. Außerdem ist die aktuelle Form immer auch abhängig von der Qualität der Beziehung, die der Patient zum Arzt (möglicherweise bereits) hat. Entscheidend ist nun, wie der Arzt den Patienten empfängt, was wiederum auch von der Tagesform des Arztes abhängt.

8.1 Empathie und Safety first

Der Arzt sollte jedem Patienten erst einmal Sicherheit und ein Gefühl der Geborgenheit geben, sollte ihm vermitteln, dass er bei ihm gut aufgehoben ist. Er muss ihn dafür in einen positiven Zustand versetzen. Deshalb sollte er im zwischenmenschlichen Bereich überzeugen können und nicht nur Beziehungsmanager sein, sondern darüber hinaus auch über die nötige kommunikativ-rhetorische Kompetenz verfügen. Das alles kann er nur leisten, wenn er über ein positives Menschenbild verfügt, denn der Patient braucht nicht nur den Arzt, sondern vor allem den Menschen, der sich in ihn einfühlen, dem er vertrauen kann.

Bei größeren Praxen tragen häufige Wechsel der behandelnden Ärzte nicht unbedingt dazu bei, dass sich der Patient gut aufgehoben fühlt, weil sich der jeweilig behandelnde Arzt immer erst mit der Krankenhistorie des Patienten neu vertraut machen und eine Beziehung zum Patienten herstellen muss. Ein Stammpatient kommt sicherlich mit einer anderen Haltung zu *seinem* Arzt als ein neuer Patient, der den Arzt erst kennenlernen muss oder ein Patient, der ständig von verschiedenen Ärzten behandelt wird. Wenn ein Patient den Arztwechsel anmahnt, kann man ihm sagen, dass vier Augen mehr sehen als zwei und ein Arztwechsel deshalb in der Vier-Augen-Philosophie der Praxis begründet ist.

8.2 Gut rüberkommen ist alles

Nicht nur bei neuen Patienten sind die ersten Augenblicke der Begegnung mit dem Arzt entscheidend. Springt der persönliche Funke über, dann ist der Arzt schnell in der Lage, sich auf den (neuen) Patienten einzustellen. Dazu muss er ihm signalisieren: *In dieser Praxis und speziell bei mir bist du genau richtig, jetzt habe ich die nötige Zeit für dich, weil du mir wichtig bist!* Auch bei knappem Zeitbudget sollte ein wenig Small Talk immer drin sein, der wirkt wie ein Warming-up, ist sozusagen Türöffner und Schmiermittel für den Beziehungsaufbau. Vielleicht gibt es ja Gemeinsamkeiten, Hobbys oder Sport, das verbindet und bricht das Eis am schnellsten. Dabei vergisst der Patient dann häufig auch sein akutes Leiden oder es erscheint ihm nicht mehr so groß wie noch eben im Wartezimmer. Körpersprache, Mimik und Gestik machen beim Beziehungsaufbau den Hauptanteil aus (ca. 90%), das Gesagte spielt eher eine Nebenrolle. Aus Gesprächen verbleiben immer nur ca. 20% des Gehörten im Gedächtnis (Welling 2005, 11). Das sollte der Arzt stets berücksichtigen. Führungsstärke und Zuversicht, die der Patient besonders benötigt, strahlt man zuerst mit dem Körper aus; Freundlichkeit, Kompetenz und Interesse ergänzen das Gesamtpaket.

Der erste persönliche Eindruck entscheidet häufig darüber, wie die weitere Kommunikation (und Behandlung) zwischen Arzt und Patient verlaufen wird. Der Redeanteil des Arztes sollte dabei weit geringer sein als der des Patienten. Gezieltes Fragen und gutes (aktives) Zuhören sind als Kompetenzen aufseiten des Arztes besonders gefragt. Kutscher und Seßler nennen den Arzt einen professionellen Beziehungsmanager, einen Hersteller von angenehmen und positiven Zuständen beim Patienten. Lob und Anerkennung, Verständnis und Empathie spielen dabei als Kompetenzen die entscheidende Rolle (Kutscher u. Seßler 2007, 15). Auch durch körperliches Berühren kann der Arzt auf Patienten einen positiven und beruhigenden Einfluss nehmen. Ist der Patient in solch einem positiven Zustand, folgt meist auch ein kooperatives Verhalten, das für die weitere Behandlung eine gute Basis darstellt. Das gelingt natürlich nur, wenn Ärzte ihre Patienten auch wirklich mögen. Viele Forschungsergebnisse kommen immer wieder zu denselben Ergebnissen: Gelingt es Ärzten, ein herzliches und freundschaftliches Verhältnis zu ihren Patienten aufzubauen, zu pflegen und ihnen Hoffnung und Zuversicht zu kommunizieren, sind die Heilerfolge deutlich besser.

8.3 Beide müssen sich verstehen

Eine Herausforderung des Arztes besteht kommunikativ darin, die wissenschaftlich-technisierte, häufig irritierende und Angst einflößende Fachsprache der Medizin so zu übersetzen, dass der Patient sie mit seinen kognitiv-sprachlichen Mitteln auch verstehen kann, ohne Ängste zu bekommen oder Vertrauen zu verlieren. Der Arzt muss deshalb stets darum bemüht sein, jeden Patienten in seiner Sprache sozusagen dort abholen, wo der sich gerade befindet. Nur wenn beide dieselbe Sprache sprechen, sind eine Verständigung und ein gegenseitiges Verstehen möglich. Deshalb sollte der Arzt über einen variablen, differenzierten und einfühlsamen Wortschatz verfügen, um jeden Patienten zu erreichen. Er muss dazu erklären und begründen, gleichzeitig aber auch fragen und trösten, informieren und überzeugen sowie Vertrauen aufbauen können, sodass sich der Patient auch bei unangenehmen Diagnosen weiter gern und vertrauensvoll vom

Arzt behandeln lassen möchte. Nur wer auch richtig versteht, kann das nötige Vertrauen bilden, um eigenverantwortlich zu entscheiden. Insofern ist Sprachmanagement für den behandelnden Arzt vor allem Beziehungsmanagement, weil eine elaborierte aber für den Patienten unverständliche und erschreckend wirkende Fachsprache oft abschreckend wirkt. Auch eine noch so hoch entwickelte Fachsprache kann den Mangel an persönlicher Zuwendung nicht wettmachen (Kutscher u. Seßler 2007, 7ff.). Wer sich als Mediziner nicht in jede sprachliche Niederung eines Patienten hinabbegeben will oder kann, wird Probleme mit seinen Patienten bekommen. Gottschlich weist darauf hin, dass die Medizin der Zukunft eine kommunikative Medizin sein wird oder sie wird die Menschen verlieren, für die sie eigentlich da sein sollte (in: Kutscher u. Seßler 2007, 92).

8.4 Der Arzt als Übersetzer

Wer als Arzt neben dem fachlichen über ein persönliches Standing verfügt und menschlich überzeugen kann, muss sich nicht hinter einer elitär klingenden Fachsprache verstecken. Patienten variieren stark in ihrem Bildungsgrad, der Arzt sollte sich deshalb ad hoc auf verschiedene intellektuelle Niveaus einstellen können und die passenden erklärenden Worte oder geeigneten Metaphern finden, um seine Patienten ins Therapieboot zu holen (und dort zu behalten). Bei zögerlichen, wenig entscheidungsfreudigen Patienten sollte der Arzt unterstützend und überzeugend argumentieren können. All diese Fähigkeiten setzen Empathie und Menschenkenntnis ebenso wie Flexibilität und kommunikatives Gespür voraus. Medizinerlatein in verständliches Deutsch oder (bei zunehmend multikultureller Kundschaft) eine andere Sprache zu übersetzen, ist eine Kernkompetenz von guten Ärzten, die ihren Patienten auf Augenhöhe begegnen. Flache Hierarchien werden von der Kundschaft goutiert, so gelingt es heute eher, Patienten das Gefühl geben, sich auf Augenhöhe zu begegnen. Den Gott im weißen Kittel raushängen zu lassen, koppelt die Mediziner von ihren Patienten eher ab.

8.5 Auch interkulturelle Kompetenzen sind gefragt

Wie angesprochen, sollte sich auch der Arzt auf eine zunehmend multikulturelle Klientel einstellen, das bedeutet, dass er auch über interkulturelle Kompetenzen verfügen sollte. Natürlich kann man nicht alle interkulturellen Codes kennen und lesen. Am besten fährt man damit, Fragen jeweils auf den persönlichen Hintergrund zu fokussieren, nicht auf den kulturellen. Schwingt man sich auf die kulturelle Ebene ein, passiert es schnell, dass mangels Wissen bestimmte Vorurteile oder kulturelle Klischees in die Kommunikation mit einfließen, die den Patienten gegenüber verletzend oder erniedrigend klingen, auf jeden Fall aber die Kommunikation behindern. Deshalb ist es besser zu fragen:

- Welche Therapie hat Ihr bisher behandelnder Arzt durchgeführt?
- Wie sind Sie mit der bisherigen Therapie zurechtgekommen?

- Was wurde im Krankenhaus, in dem Sie zuletzt waren, alles gemacht?

statt

- Wie sind Sie in der Türkei behandelt worden?
- Was hat man in Russland im Krankenhaus mit Ihnen gemacht?

Für Praxen mit internationaler Kundschaft empfiehlt es sich, MFA aus verschiedenen Kulturbereichen zu beschäftigen. Die befeuern einerseits das Teamklima positiv, sorgen für neue Impulse und können im Bedarfsfall auch noch übersetzen.

8.6 Small Talk rechnet sich

Zusammenfassend kann man feststellen, dass sich der Arzt zuerst auf seinen Patienten einlassen muss und durch beziehungsfördernde Floskeln oder Small Talk einen guten Kontakt mit ihm herstellen sollte. Small Talk ist gut investierte Zeit, denn er hilft, Hürden beim Patienten abzubauen. Das Interesse des Arztes sollte immer ganz bei seinem Patienten sein. Deshalb ist es auch ungünstig, wenn MFA mitten in der Untersuchung hereinkommen, um irgendetwas mit dem Arzt zu besprechen oder ein Telefon klingelt und der Arzt erst einmal im Beisein des Patienten telefoniert oder diesen deswegen wieder hinausschickt. Störungen während der Konsultation sollten auf jeden Fall vermieden werden, weil der Patient sich mit seinem Anliegen dadurch herabgesetzt und nicht gewürdigt fühlt. Welling weist darauf hin, dass Störungen auch erheblich Zeit fressen, denn der Arzt muss sich danach immer wieder neu auf den Patienten einstellen. Man spart ohne Störungen viel Zeit und gewinnt außerdem Patientenzufriedenheit (Welling 2005, 86).

Die Untersuchung sollte mit empathischen Worten (Erklärungen der Behandlungsmethode/Mitteilung der Untersuchungsergebnisse) begleitet werden, um mögliche aufkommende Ängste des Patienten sofort abbauen zu helfen. Die Aufklärung über die geplante Therapie, über Verordnungen, Medikationen oder angedachte mögliche Alternativtherapien sowie deren Vorteile für den Patienten stehen im Mittelpunkt des weiteren Gesprächs.

Bei Praxen mit internationaler Klientel sollte der Arzt zumindest in der Lage sein, diese Informationen auf Englisch geben zu können oder gegebenenfalls fremdsprachlich formulierte Informationsblätter zur Verfügung zu stellen.

Am Schluss der Konsultation bedankt auch der Arzt sich für den Besuch des Patienten und verabschiedet ihn freundlich und hoffnungsfroh, indem er ihm beispielsweise gute Besserung wünscht oder weitere Zuspruch spendende Worte mit auf den Weg gibt.

Mit einem solchen beruflichen Selbstverständnis könnten manche Barrieren zwischen Ärzten und Patienten abgebaut werden. Achtsame Wortwahl, Empfangsbereitschaft und Einfühlsamkeit in einer angstfreien Atmosphäre sowie das Wissen um die Wüsche und Bedürfnisse des Kranken können das Zusammentreffen von Arzt und Patient zu einer echten Begegnung machen, in der eine Verbindung entsteht, die allein schon heilsam wirkt. Die Hauptaufgabe des Arztes besteht darin, Patienten immer zuerst die Ängste zu nehmen, die sie bei den Patienten spüren.

8.7 Diagnosen empathisch vermitteln

Bei der Vermittlung von Diagnosen geht es in erster Linie nicht darum, etwas ganz Großes entdeckt zu haben und das maßstabsgetreu an den Patienten weiterzukommunizieren. Es geht in erster Linie bei jeder Diagnose darum, dem Patienten Angst zu nehmen und Zuversicht zu vermitteln. Ärzte sollten Patienten vor allem Gesundheit kommunizieren und Tipps mit auf den Weg geben, wie diese am besten zu erhalten ist.

Aus Patientenperspektive habe ich Unmengen unterschiedlicher Diagnosen von sehr unterschiedlich kommunizierenden Ärzten in meinem Leben bekommen. Darunter war auch eine lebensbedrohliche. Ich werde den Augenblick und die Art der Übermittlung der Diagnose Krebs nie in meinem Leben vergessen. Dies hat sich in mein Gedächtnis eingebrannt und dort fest verankert. Ich habe diese Diagnose völlig unempathisch von einem hoch dekorierten Professor erhalten, der kommunikativ nicht in der Lage war, mir Perspektiven auch im Umgang mit dieser Krankheit aufzuzeigen. Vor mir fiel der Vorhang, das Stück *Mein Leben* schien für kurze Zeit für mich zu Ende gespielt. Und so ergeht es Hunderttausenden von Patienten, die täglich von Ärzteseite wenig einfühlsam ähnliche Diagnosen erhalten. Erst der Wechsel zu einem einfühlsamen, aufklärenden Arzt, der sich für mich auch die nötige Zeit genommen hat, konnte mich dann so beruhigen und die nötige Kraft schöpfen lassen, dass ich den Heilungsprozess durchstehen und die Krankheit schließlich besiegen konnte.

Das Übermitteln von Diagnosen ist ein äußerst sensibles Feld. Was von Ärzteseite erwartet werden kann, ist vor allem empathischer Zuspruch und das Vermitteln der nötigen Dosis Zuversicht, das Aufzeigen einer möglichen Perspektive für den Therapieprozess. All das habe ich damals leider schmerzlich vermisst. Auch das Einbeziehen von Angehörigen gehört dazu. Bei jeder Diagnose braucht es einfache, einfühlsame Worte der Erklärung und Zuversicht. Der Arzt sollte vor allem seinen Unterstützungswillen kundtun, denn Unterstützung braucht es gerade bei lebensbedrohlichen Diagnosen. Es braucht einen Arzt, der über die nötige kommunikative Expertise verfügt, die für den Therapieprozess nötige Compliance mit dem Patienten auch in medizinisch schwierigen Fällen herzustellen. Der Arzt sollte kommunikativ der Lage sein, einem Patienten, der sich gerade in einem emotionalen Ausnahmezustand und einer radikal anderen Lebens- und Erfahrungswelt befindet, für den gerade die gesamte Welt eingestürzt ist, in angemessen verständlich medizinischem Duktus zu erklären, dass es sich lohnt, sich einer, wenn auch strapaziösen, Therapie zu unterziehen. Solch ein Arzt sollte in empathischer Weise einen auch steinigen Weg so aufzeigen können, dass der Patient ihn hoffnungsvoll mitgehen kann und will.

In solchen Fällen gilt es, aus der kommunikativen Routine herauszutreten und Worte zu finden für das Unsagbare. Hier können Gesten und Berührungen eine Brücke schlagen, eine Verbindung schaffen, ohne dass etwas gesagt werden muss. Denn Verstehen heißt vor allem sich einfühlen können in den Anderen. Hier findet die professionelle Distanz ihre Grenzen. Das Wissen um die Bedürfnisse von Schwerkranken ist Voraussetzung, damit der Kontakt bestehen bleibt.

8.8 Zuversicht geben

Um einen Patienten auf einen so schweren Weg mitnehmen zu können, braucht es vor aller medizinischen Kompetenz eine zwischenmenschliche Kompetenz, die den durch die Diagnose im seelischen Ausnahmezustand befindlichen Patienten wieder kommunikations- und kooperationsfähig macht, um die nötige weitere therapeutische Zusammenarbeit überhaupt zu ermöglichen. Der Arzt muss in kürzester Zeit imstande sein, eine starke Beziehungsbrücke zu bauen, die tragfähig ist für einen langen therapeutischen Marathon, aus dem der Patient nicht vorzeitig aussteigen will.

Ich bin schließlich nicht nur auf medizinisch kompetente, sondern auch kommunikativ und menschlich starke Arztpersönlichkeiten gestoßen, die einerseits in der Lage waren, auch einem psychisch wie physisch stark angeschlagenen medizinischen Laien einen Therapieverlauf verständlich aufzuzeigen, ohne dabei auftretende Nebenwirkungen zu beschönigen, trotzdem aber Zuversicht zu verbreiten und einen Therapierfolg in Aussicht zu stellen. Kurz, sie waren in der Lage, den schweren schwarzen Vorhang, der sich nach der Diagnose vor mir gesenkt hatte, wieder ein wenig zu heben und mir wieder etwas Licht in meinen Tunnel zu schicken. Das hat mir Hoffnung und Kraft verliehen, die für meinen Therapiemarathon nötig waren. Ich hatte das Glück, die für mich richtigen Ärzte gefunden zu haben. Denen bin ich bis heute überaus dankbar für ihren Zuspruch.

Für meine notwendige Nachsorge habe ich mir übrigens einen überaus empathischen Arzt ausgesucht, der in der Lage ist, auf meine individuellen Bedürfnisse als Patient einzugehen und mir jeden Schritt, den er während der Untersuchung geht, sofort zu erklären und zu kommentieren. Der in der Lage war und ist, mir meine Ängste zu nehmen. Der mich empathisch und professionell durch die nötigen Untersuchungen führt. Ein souverän beruhigendes Auftreten, eine einfache bildhafte Sprache, die erklärt, ohne zu beunruhigen, die auf individuelle Patientenwünsche während der Untersuchung eingeht, gepaart mit dem nötigen medizinischen Know-how ist gerade für Patienten, die sich mit lebensbedrohlichen Diagnosen auseinandersetzen müssen, eine Wohltat. Speziell Nachsorgetermine waren für mich stets mit großen Ängsten besetzt. Deshalb war die Empathiefähigkeit meines behandelnden Arztes für mich genau die Kernkompetenz, die ich am dringendsten benötigt habe und die für meine Arztwahl ausschlaggebend war.

8.9 Soll ich den Patienten auch noch abholen?

Die Empfangsszenarien von Ärzten sind höchst unterschiedlich: Es gibt Ärzte, die holen ihre Patienten selbst aus dem Wartezimmer ab, gehen sozusagen auf ihre Patienten zu, treffen sie auf Augenhöhe. Sie begleiten den Patienten (auf dem oft schweren Gang) ins Behandlungszimmer, machen schon ein wenig Small Talk und nehmen dem Patienten schon im Vorfeld Ängste. Das erleichtert den Eintritt ins Behandlungszimmer (zur medizinischen Technik in Form vorhandener Untersuchungsgeräte), die manchen Patienten Angst machen.

Auf der anderen Seite kosten solche Ausflüge auch Zeit. Sie vermitteln dafür Wertschätzung (der Arzt macht sich extra für mich auf den Weg). Die Ansichten, wie der Patient am besten zu empfangen ist, sind unter Ärzten geteilt.

Alle Empfangsrituale haben Vor- und Nachteile. Letztlich müssen die Ärzte ein für sie passendes Procedere finden, mit dem sie sich arrangieren und wohlfühlen können, das zu ihnen passt, bei dem sie authentisch das eigene Selbstverständnis dokumentieren können.

Einige Ärzte bevorzugen es, dass der Patient zu ihnen ins Behandlungszimmer geschickt wird, wo sie ihn erwarten. Das heißt für manche Patienten, den schweren Gang ins Behandlungszimmer allein zu bewerkstelligen.

Größere Praxen haben meist mehrere Behandlungszimmer, zwischen denen die Ärzte pendeln. Hier wartet der Patient geduldig oder ungeduldig in Gesellschaft der medizinischen Apparatur, bis der Arzt das Behandlungszimmer betritt. Bei dieser Konstellation sucht der Arzt den Patienten auf, der so die Möglichkeit hat, sich atmosphärisch schon mal auf das Behandlungszimmer und das, was da kommen mag, einzuschwingen. Diese Variante dient dazu, dem Patienten die Wartezeit gefühlt zu verkürzen, der Ortswechsel vom Wartezimmer in das Behandlungszimmer suggeriert, dass der Patient jetzt schon dran ist, obwohl er auch dort häufig noch einmal eine längere Wartezeit verbringen muss, ehe der Arzt endlich erscheint. Sie ist zeitökonomisch, weil der Arzt nicht erst auf den Patienten warten muss. Manchmal wird der Patient auch in einer Zwischenschleuse vor den Behandlungszimmer erneut geparkt, sicherlich auch aus wartepsychologischen Gründen, denn ihm wird damit auch suggeriert, dass er nun schon dichter am Arzt dran ist und seine Wartezeit nun nicht mehr allzu lang sein wird.

8.10 Was passt am besten zu mir?

Es gibt bei der Organisation des Wartezeitmanagements sicherlich keinen Königsweg. Jede Vorgehensweise hat ihre Vor- und Nachteile. Die eine mag vielleicht patientenfreundlicher, die andere eher zeitökonomisch motoviert sein. Bei allen Überlegungen sollte immer der Patient im Mittelpunkt stehen. Aber auch der Arzt muss authentisch auf den Patienten wirken, sodass er letztlich entscheiden muss, welche Art der Begrüßung am besten zu seiner Art der Kommunikation passt.

Wenn sich Patientenbeschwerden über allzu lange Wartezeiten häufen, sollte die Organisationsform der Praxis überdacht und andere Möglichkeiten ins Kalkül gezogen oder ausprobiert werden. Veränderungen müssen vor allem auch von den Mitarbeitern akzeptiert und mitgetragen werden; die Umstellung eines Organisationssystems benötigt den Veränderungswillen aller, braucht möglicherweise Überzeugungskraft, Zeit und Geduld.

8.11 Volltischler oder Leertischler?

Natürlich soll sich der Patient auch im Behandlungszimmer wohlfühlen. Dafür braucht es eine offene und angstfreie Atmosphäre. Ungünstig ist es, sich mit dem Patienten an einen Schreibtisch einander gegenüber zu setzen. Denn der Schreibtisch ist eine Barriere, die signalisiert: *Hier sitze ich, der Arzt, und auf der anderen Seite sitzt du, der Patient. Wir sitzen nicht auf derselben Seite, auch nicht im selben Boot – vielmehr grenze ich mich von dir ab, schaffe bewusst eine Distanz.* Partnerschaftlich und kommunikativ ist es, den Patienten neben dem Schreibtisch Platz nehmen zu lassen, sodass keine Barriere zwischen Arzt und Patient entsteht. Weil der Arzt für den Therapieerfolg die Compliance des Patienten benötigt und im therapeutischen Kontext die Kommunikation zwischen beiden einen besonderen Stellenwert einnimmt, sollte er bei der Kommunikation mit dem Patienten auf Partnerschaft, Augenhöhe, sprich möglichst flache Hierarchien setzen. Und alle möglichen kommunikationshemmenden Barrieren abbauen. Beim Beziehungsaufbau wie bei der Beziehungspflege sind Mauern eher hinderlich, weniger ist deshalb oft mehr.

Der Bildschirm des PCs sollte flach und klein sein, um auf dem Schreibtisch nicht zu dominant zu wirken. Sehr große Bildschirme können einschüchternd und bedrohlich auf Patienten wirken. Und er sollte so ausgerichtet sein, dass der Patient ihn auch einsehen kann, das schafft Offenheit. Medizinische Bilder oder Daten, die sich der Patient allein nicht erklären kann, verunsichern. Deshalb sollte der Bildschirmschoner freundlich und ermunternd gestaltet sein. Wenn der Arzt dem Patienten etwas erklären will, kann der PC dafür hilfreich sein. Bei sensiblen Daten kann der Bildschirm immer noch anders ausgerichtet werden.

Auch der Schreibtisch des Arztes spielt eine nicht unwichtige Rolle für das Verhältnis zum Patienten. Er sollte möglichst leer sein, denn alles, was sich da stapelt, sagt etwas aus über den Arzt, seinen Arbeitsstil und seine Beziehung zum Patienten. Ein voller Schreibtisch wirkt unaufgeräumt, der Arzt ist noch nicht bereit für den aktuellen Patienten, es wirkt, als müsse er erst noch unerledigte Dinge abarbeiten, bevor er seine volle Konzentration dem neuen Patienten schenken kann. Auch dadurch kann es zu Irritationen beim Patienten kommen, kann die Kommunikation leiden. Diverse Untersuchungsgeräte auf dem Schreibtisch zu verteilen, kann den Patienten zusätzlich einschüchtern. Ein aufgeräumter leerer Schreibtisch (Leertischler) zeigt hingegen: Alles ist abgearbeitet und wohlsortiert, der Schreibtisch und ich (der Arzt) sind aufgeräumt, es ist alles vorbereitet für dich (Patient), ich bin bereit. Der Arzt kann sich nun ohne Ablenkung ganz seinem neuen Patienten widmen. Auch aufgestellte Bilder von Ehefrauen, Ehemännern oder Kindern wirken auf dem Schreibtisch eines Arztes eher deplatziert. Und beim Leertischler können weit mehr Energien fließen als beim Volltischler.

9 Führungsstil und praxisinterne Kommunikation

Führungsstile gibt es viele. Sie sind immer eng an die Persönlichkeit des Führenden, seine Haltung und Einstellung sowie an seine kommunikativen Kompetenzen gekoppelt. Je offener und kooperationsbereiter eine Führungspersönlichkeit ist, desto offener und kooperationsbereiter werden seine Sprache und sein Führungsstil sein. Je kompetenter eine Führungskraft als Arzt und Mensch ist, je mehr Kompetenzen er fachlich wie sozial-menschlich hat, desto stabiler und überzeugender wird sein Standing sein. Er wird durch eine natürliche Autorität überzeugen und wenig Druckmittel benötigen, um zu führen.

Fachliche Kompetenz allein reicht bei Weitem nicht aus, um andere bzw. eine Praxis führen zu können. Denn Führungskultur hat immer mit persönlicher Kultur zu tun, mit dem eigenen kultivierten Verhalten und der Bereitschaft, stets an sich zu arbeiten, sich auch selbstkritisch verändern zu wollen (und zu können). Insofern ist Führung nur konstruktiv, wenn die eigene Selbstführung auch dementsprechend funktioniert. Wenn sie auf Wertschätzung, Unterstützung und Anerkennung anderer beruht, durch Offenheit und Selbstkritik geprägt und partizipativ gestaltet ist, anderen das Gefühl vermitteln kann, dazuzugehören und bedeutsam zu sein..

9.1 Wer führt, ist Modell und Vorbild

Wer führt, ist vor allem ein Vorbild, ein Modell für die, die geführt werden sollen. So heißt Führen in erster Linie, mit anderen zu kommunizieren. Führungspersönlichkeit zu sein bedeutet, über die nötigen Soft Skills oder sozialen Kompetenzen zu verfügen, die es braucht, um mit anderen Menschen gemeinsam in einen persönlichen Kontakt zu kommen und gemeinsame Ziele zu verfolgen (und zu erreichen). Dafür braucht es die richtigen Anleitungen in Form von Gesprächsführungskompetenzen. Führen bedeutet vor allem, Beziehungen zu anderen knüpfen und vertrauensvoll unterhalten zu können. Führungsmanagement ist Beziehungsmanagement und erfordert, über ein positives Menschenbild zu verfügen. Denn das Führen einer Praxis bedeutet delegieren können. An die Praxismanagerin und alle anderen Angestellten. Wer über kein positives Menschenbild verfügt, kann auch nicht delegieren, denn Delegieren heißt, anderen Vertrauen schenken zu können. Und Vertrauen ist die Grundlage jeder Zusammenarbeit.

Der Führende ist als Vorbild für seine Belegschaft ein unverzichtbares Orientierungsmodell. Alle lernen vom Chef und jeder von jedem. Der Chef formuliert gemeinsam mit dem Team das Leitbild, die Vision der Praxis und steuert das Team. Voraussetzung für eine positive Entwicklung des Teams sind positive Rahmenbedingungen. Ermöglichen die Rahmenbedingungen einen konstruktiven angstfreien Austausch aller Angestellten miteinander und mit der Führung oder verhindern sie eher die Teambildung? Der Führende ist als Manager für die geeigneten Rahmenbedingungen verantwortlich, für ein gutes Arbeitsklima, in dem sich jeder Angestellte wohlfühlen kann. In dem jeder die eigene Selbstwirksamkeit spürt, in dem es eine wertschätzende und respektvolle Feedbackkultur gibt, die lobt und auch angemessen kritisiert. In dem Prozesse transparent gemacht werden, um den Nutzen und das Ziel der Arbeit aufzuzeigen. In dem kreative Teamsitzungen in angstfreier Atmosphäre dazu beitragen, dass sich Angestellte nicht nur zum Team dazugehörig fühlen, sondern durch Mitsprachemöglichkeiten und Mitbeteiligung an Verantwortung auch Ideen einbringen können, um beispielsweise Prozessabläufe in der Praxis weiter zu optimieren. Wer Mitarbeitern Vertrauen schenken kann, wird auf flache Hierarchien setzen.

9.2 Wertschätzung schafft optimale Rahmenbedingungen

Wer so führt, ist auf appellhafte Steuerung nicht angewiesen, muss bei einzelnen Mitarbeitern seltener nachjustieren. Wer sich klarmacht, dass Druck immer nur Gegendruck erzeugt, wird darauf verzichten. Teamentwicklung erfolgt durch stetige eigene sowie die Selbstreflexion des gesamten Teams und ist ein gemeinsamer Lernprozess aller. Das heißt nicht, dass es keine Einzelgespräche mit Mitarbeitern gibt. Personalgespräche sind ein wichtiger Bestandteil der Personalentwicklung. Auch dadurch bekommt man wichtige Feedbacks von Mitarbeiterseite. Wenn die Rahmenbedingungen für die Arbeit aller hirngerecht (menschlich) sind, geht die Teamentwicklung fast automatisch in die richtige Richtung. Hirngerechte Rahmenbedingungen schafft man dadurch, dass man jedem einzelnen Teammitglied Vertrauen, Entscheidungsfreiheit und Entwicklungsmöglichkeiten schenkt, kooperativ-unterstützend kommuniziert und wirkt, den eigenen Fokus nicht auf das Suchen von Fehlern oder Perfektion legt (größte Flowkiller), sondern Fehler erlaubt und sie als Lernchance interpretiert. Zeigen Sie Mitarbeitern immer Chancen und Möglichkeiten auf. Wenn es Ihnen gelingt, in Konflikten eine dissoziierte Betrachtungsweise einzunehmen, das heißt eine Metaebene, aus der Sie die Problematik betrachten, dann wird Ihre Reaktion auch weniger emotional sein. Aus einer anderen Perspektive kann man sich selbst besser einen Rat geben, ist dadurch weniger Sklave der Vergangenheit, sondern eher Architekt der eigenen Zukunft. Bei solch einem Führungsstil können sich Mitarbeiter gut motivieren, so führt man Teams zu höherer Arbeitseffektivität. So betreibt man auch Prävention für die Arbeitsgesundheit der eigenen Mitarbeiter. Wer sich am Arbeitsplatz gesund fühlt, wer die eigene Selbstwirksamkeit seines Tuns spüren kann, der identifiziert sich auch mit seinem Unternehmen. Arbeitsunzufriedenheit ergibt sich häufig aus einer mangelhaft ausgebildeten Kommunikationskultur einer Praxis. Werden gerade Probleme nicht offen kommuniziert oder angehört, entstehen Missverständnisse, Irritationen und Fehleinschätzungen, die zu Arbeitsunzufriedenheit führen. Ständige Unzufriedenheit raubt den Mitarbeitern und Vorgesetzten Energie und Motivation. Ein guter energetischer Zustand aller sollte Ziel von Teamarbeit sein. Eine Hierarchie sollte sich bestenfalls aus den Kompetenzen der einzelnen Akteure ergeben.

Es müssen nicht 20 Rosen sein, die der Arzt seinen Angestellten täglich überreichen muss, ein freundliches *Guten Morgen*, ein offener Händedruck, ein kurzes Nachfragen nach der Befindlichkeit, ein *Bitte* oder *Danke*, ein kurzes Lob für eine Selbstverständlichkeit genügen manchmal, um Mitarbeitern die nötige Anerkennung und Wertschätzung zu schenken, die diese für ihre tägliche Arbeit in Ihrer Praxis benötigen. Hin und wieder ein Lob, lässt auch eventuelle Kritik konstruktiv erscheinen.

Entscheidend ist nicht, was Sie als Führender aussenden wollten, sondern was bei Ihren Mitarbeitern ankommt. Wer eine negativ geprägte Sprache verwendet, denkt auch negativ. Positives Denken dagegen fördert eine positive Sprache und damit auch die Entwicklung einer gegenseitigen Anerkennungskultur.

Sätze wie: *Das haben Sie nicht schlecht gemacht!* können leicht ersetzt werden durch Sätze wie: *Das haben Sie wirklich gut gemacht!* Sie werden von der Wirkung dieses Satzes auf Ihre Mitarbeiter überrascht sein.

9.3 Empowerment bindet Mitarbeiter

Untersuchungen zeigen, dass gute Führung auch zu guter Arbeit führt. Psychologisches Empowerment (Stärkung) steigert dabei das psychische Wohlbefinden und die Leistungsfähigkeit der Angestellten. Gute Arbeit sollte stets das Ziel einer Praxis sein, denn sie erhöht den Umsatz fördert die Arbeitszufriedenheit aller.

Psychologisches Empowerment wirkt nach Schermuly auf vier Ebenen:

1. Auf der Ebene des Kompetenzerlebens sollte den Angestellten Vertrauen in die eigenen Stärken und Fähigkeiten gegeben werden.
2. Sie sollten darüber hinaus Bedeutsamkeit, die eigene Arbeit als sinnhaftig und ihren Wert im Einklang mit den persönlichen Idealen und Werten erleben.

3. Das Einflusserleben bezieht sich auf das Empfinden von Macht und Kontrolle über die eigene Arbeit, die Einflussnahmen auf Arbeitsvorgänge im eigenen Arbeitsbereich.
4. Das Selbstbestimmungserleben wirkt sich aus durch Einflussnahme auf die Planung, das Zeitbudgetieren und die Methodenwahl der eigenen Arbeit.

9.4 Gute Führung ist individuell gestrickt

Gute Führung orientiert sich an den individuellen Bedürfnissen und Wünschen der Angestellten. Und nimmt diese subjektiv mit allen Stärken und Schwächen als Person wahr. Psychologisches Empowerment wirkt sich positiv auf die wichtigen arbeitsbezogenen Variablen wie Arbeitszufriedenheit und Bindung an das Unternehmen, aber auch auf Leistungsbereitschaft aus und fördert zudem das Innovationsverhalten und die Arbeitsgesundheit (Schermuly o.J.).

Eine solche transformational genannte Führung (Schermuly o.J.) formuliert Arbeitnehmern überzeugende Zukunftskonzepte oder -visionen (z.B. durch Entwicklung eines Leitbildes), begründet Entscheidungen, die getroffen werden, schlägt neue Wege vor, wie Aufgaben erledigt oder besser bewältigt werden können, und hilft Mitarbeitern bei der Weiterentwicklung ihrer Stärken (z.B. durch Weiter-oder Fortbildungsangebote). Vor allem aber begeistert eine gute Führung ihre Mitarbeiter immer wieder und schafft einen gemeinsamen Wertekanon, der sich beispielsweise im Leitbild der Praxis ausdrücken kann. Starke Unternehmen sind solche, in denen Mitarbeiter gleiche Werte teilen und der Zusammenhalt untereinander besonders groß ist. Dafür braucht es starke und nachvollziehbare Visionen vonseiten der Führung. Denn man kann keinen Menschen motivieren, man kann ihn nur dazu einladen, ermutigen, vielleicht inspirieren. Die Lust, sich einzubringen, mitzudenken und mitzugestalten, lässt sich nicht anordnen, nur wecken (Hüther 2013, 180f.).

9.5 Eigene Rolle klären

Ärzte, die eine Praxis leiten, müssen neben vielen anderen Tätigkeiten auch noch die Führungsrolle ihrem Personal gegenüber einnehmen. Als Vorgesetzter und Unternehmer sollten Sie sich deshalb auch mit dem Thema Führungsmanagement, mit verschiedenen Führungsstilen auseinandersetzen und sich selbst in Ihrer Rolle als Chef finden und diese Rolle stetig kritisch reflektieren. Denn Führungskräfte tragen besondere Verantwortung für andere, haben enormen Einfluss auf ihre Teams und das Arbeitsklima.

Deshalb entscheiden die kommunikativen Kompetenzen der Führung letztlich über die Effizienz einer Praxis. Das Problem der Ärzte ist, dass sie als Chef aus Zeitgründen häufig nicht genügend präsent sind, ihrer Führungsrolle nicht genügend nachkommen und ihr so zu wenig gerecht werden können. Weil sie sich um Patienten kümmern müssen, gleichzeitig aber auch verwaltungstechnisch immer mehr in die Verantwortung eingebunden sind. Ein mittelständisches Unternehmen wie eine Arztpraxis zu führen, ist eine Beschäftigung, die dem Arzt einiges an Kompetenzen abverlangt. Der Spagat ist schon aus rein zeitökonomischen Gründen schwierig zu bewerkstelligen. Wer aber wenig oder keine Zeit in Führung investiert, kann nicht führen. Denn Führen bedeutet, mit allen am Prozess Beteiligten zu kommunizieren und im Kontakt zu sein. Das bedeutet, mit jedem Mitarbeiter eine separate Austauschbeziehung in Form einer angemessenen kommunikativen Plattform zu entwickeln, die es natürlich auch zu pflegen gilt.

Hinzu kommt das Problem, dass MFA keine akademisch ausgebildeten Angestellten sind und teilweise eher nach Führung denn nach selbst- oder eigenständiger Arbeit verlangen. Wer eher nach Führung denn nach Freiheit ruft, muss teamfähig gemacht werden. Hier gilt es, Angebote zu machen und Eigenverantwortung zu entwickeln, zu stärken und zu übertragen, um möglichst alle Angestellten zum selbstständigen Arbeiten anzuleiten. Positive Feedbacks wirken dabei als Unterstützer Wunder.

9.6 Sie brauchen Unterstützung

Ohne Delegieren bestimmter Prozesse kann eine Praxis nicht geführt werden. Gerade größere Praxen verlangen deshalb als mittelständische Unternehmen heute nach einem partnerschaftlichen, kooperativen Miteinander, nach Übertragung von Verantwortung. Praxismanager spielen hier eine wichtige Rolle. Organisationstalent ist gefordert, um alle Prozesse mit möglichst geringen Reibungsverlusten in Gang zu bringen und zu halten. Ein Führen von oben nach unten ist heute schlichtweg gar nicht mehr möglich. Ohne Abgabe von Verantwortlichkeiten sind Praxen heute nicht mehr funktionstüchtig. Das bedarf einer positiven und optimistischen Grundeinstellung den Mitarbeitern gegenüber. Optimismus muss kommuniziert und ausgestrahlt werden, das schafft Vertrauen bei den Angestellten. Um Risiken zu minimieren, kann man anfangs kleinere Aufgaben delegieren. Schenken Sie Ihren Mitarbeitern immer Vertrauen und geben Sie ihnen vor allem Freiräume. Hören Sie Ihren Mitarbeitern stets interessiert zu, seien Sie offen für neue Ideen und beziehen Sie Mitarbeiter in Entscheidungsprozesse mit ein. Die Art der Partizipation sollte jedoch immer zum Mitarbeiter passen. Deswegen ist eine individuelle Betrachtungsweise des jeweiligen Mitarbeiters noch wichtiger als flache Hierarchien. Haben Sie vor allem auch ein offenes Ohr für die Sorgen und Nöte der Mitarbeiter. Und verschenken Sie Anerkennung, wo Sie nur können. So werden Ihre Teams kreativer und effizienter, können sich selbst besser steuern, weiterentwickeln und motivieren.

Führungsstil und Kommunikationskompetenz sind eng miteinander verbunden sowie verantwortlich und modellbildend für das gesamte Betriebsklima, die Kommunikationskultur einer Praxis. Eine Kommunikationskultur der Offenheit, des gegenseitigen Respekts und der informationalen Gerechtigkeit (Gleichverteilung der Informationen) wirkt auch nach außen und bindet Patienten. Barrierefrei zu kommunizieren bedeutet: den eigenen Kopf freizumachen von eigenen Barrieren in Form von Vorurteilen, Stigmatisierungen, von einem starren Weltbild, von Gewohnheiten und anderen dunklen Brillengläsern. Der offene Umgang mit Konflikten, deren zeitnahe und konstruktive Bearbeitung sowie ein fehlerverzeihendes stärkenorientiertes Mitarbeitercoaching garantiert ein positives Praxisklima und eine werbewirksame Außenwirkung der Praxis. Es sind die entscheidenden Grundlagen für ein hohes Maß an Arbeits- wie Patientenzufriedenheit. Es sind Basiselemente guter Arbeit.

Das Konzept der situativen Führung eignet sich, um den Herausforderungen des Tagesgeschäfts zeitnah zu begegnen. Es schaut eher auf Lösungen denn auf Schuldzuweisungen, blickt nach vorne, anstatt zurück. Ein antiquiertes Hierarchiebewusstsein bremst dagegen Innovation und kann auch Angestellten gegenüber eher als kontraproduktiv angesehen werden, weil es sich weitgehend starr auf Ziele konzentriert und die aktuellen Bedarfe wie auch individuellen Wünsche und Arbeitsweisen ebenso wie die unterschiedlichen Voraussetzungen und Kompetenzen der Mitarbeiter hinten anstellt.

9.7 Nutzen Sie Diversity

Das intelligente Nutzen von Diversity kann am besten als integrierende oder partizipativ orientierte Führung beschrieben werden. Der Schlüssel zum Erfolg ist dabei die Fähigkeit, jeden einzelnen mit seinen besonderen individuellen Stärken einzubinden und zu fördern. Gerade größere Praxen können nur nach dem Prinzip der kooperativen und mitarbeiterorientierten Führung zum Erfolg kommen, weil der Arzt sich gar nicht mehr um alles kümmern kann. Dementsprechend müssen Mitarbeiterteams für bestimmte Bereiche gebildet werden, die eigenverantwortlich und arbeitsautonom agieren. Dafür sollte die Führung unbedingte Rollenklarheit herstellen, eine hohe Flexibilität bei der Arbeitszeitautonomie sowie bei der Teilautonomie von Gruppen gewähren.

Das entscheidende Instrument (Schmiermittel) für die Personalführung ist immer die Kommunikation. Denn gut führen heißt, gut mit allen kommunizieren zu können. Mitarbeitergespräche ebenso wie zeitnahe Feedbacks und eine gut entwickelte und vor allem täglich gelebte Lob- und Streitkultur sind wesentliche Bausteine für eine konstruktive Personalführung und -bindung.

Wie zu seinen Patienten sollte es dem Arzt als Arbeitgeber auch gelingen, zu seinem angestellten Fachpersonal eine Beziehung aufzubauen, die verlässlich und vertrauensfördernd nachhaltig trägt. Beziehungsmanagement muss auf vielfältige Weise immer wieder neu befeuert und gelebt werden, beispielsweise durch das Etablieren bestimmter ritueller Treffen. Die kommunikative Struktur von wöchentlichen Teamsitzungen spiegelt die gelebte Lob-, Konflikt- und Kommunikationskultur einer Praxis. Regelmäßig stattfindende Mitarbeitergespräche fördern die Entwicklung und Bindung des Personals. Rituale wie ein tägliches gemeinsames Mittagessen wirken positiv auf die Corporate Identity des Personals. Das eine oder andere Event gehört ebenso dazu.

Arztpraxen sind kleine oder größere Systeme, bei denen es wie in allen Systemen zwangsläufig zu Reibungsverlusten kommt. Da, wo etwas nicht klappt, wo Prozesse nicht so laufen, wie sie sollen, sollte stetig nachgebessert werden. Das erfordert eine selbstkritische Einstellung von allen Verantwortlichen. Immer wieder müssen alle relevanten Aspekte der eigenen Arbeit auch bei der Führung auf den Prüfstand, muss die Vision der Praxis überdacht, müssen Ziele neu formuliert sowie Haltungen und Fähigkeiten des Teams angepasst werden an aktuelle Bedarfe. Nur so kann es gelingen, auf täglich neue Herausforderungen immer wieder die passenden Antworten zu finden. Nur so kann eine Praxis auf Dauer attraktiv für alle und konkurrenzfähig bleiben.

9.8 Richtig Feedback geben – Wie geht das?

Feedbacks sind ein wichtiger Baustein für die Personalentwicklung und das Veränderungsmanagement. Jeder möchte wissen, wo er steht. Und wo es hingehen soll. Verändern ist ein wichtiger Bestandteil des Führens. Wer also führt, muss notwendigerweise auch Kritik üben (können). Der Umgang mit Kritik ist ein hochsensibles Feld nicht nur bei der Mitarbeiterführung. Da, wo Kritik angebracht und nötig ist, muss sie auch kommuniziert werden. Aber auch hier hat das *Wie* Priorität gegenüber dem *Was*. Wie man Kritik übt, ist also wichtiger als der Inhalt der kritischen Botschaft? Natürlich nicht. Dennoch gibt es einiges zu bedenken, denn Kritik, die nicht angenommen wird, verpufft und macht nur schlechte Laune. Insofern spart es Zeit und schont Nerven, wenn der Kritiker in der Lage ist, seine Botschaft wertschätzend und respektvoll an den (kritisierten) Adressaten zu bringen.

Beim Äußern von Kritik anderen gegenüber gilt es, einen einfachen Grundsatz zu beachten: Trennen Sie die Person vom Problem! (Schema: *Du als Person bist ok, das, was du tust, nicht!*) Wer dazu in der Lage ist, wird den Kritisierten mit seiner Botschaft eher erreichen. Der Kritisierte wird ihm eher zuhören und versuchen, die geäußerte Kritik konstruktiv zu verarbeiten. Wem die Trennung nicht gelingt, dem fliegt als Kritiker häufig ein Arsenal an Rechtfertigungen um die Ohren. Die eigentliche Kritik kommt so beim Kritisierten gar nicht erst an. Denn er hört nur Vorwürfe und konzentriert sich dementsprechend auf seine Verteidigung. Der Konflikt kann so nicht aus dem Weg geräumt werden.

9.9 Der Sender ist verantwortlich für das, was ankommt

Fühlt sich der Kritisierte persönlich angegriffen, so sind die Voraussetzungen schlecht, den Missstand kurzfristig zu beseitigen. Denn der Kritiker ist zwar bei seinem Gegenüber gelandet, aber eben auf der falschen Landebahn. Anders gesagt, er hat ihn auf dem falschen Fuß oder im falschen Ohr (Beziehungsohr) erwischt, auf dem persönlichen. Wer sich durch Kritik persönlich angegriffen fühlt, der wurde auch angegriffen. Wer angegriffen wird, verteidigt sich, aktiviert meist postwendend alle Arten der ihm zur Verfügung stehenden Rechtfertigungsstrategien, um aus der sich für ihn unangenehm anfühlenden Situation schnell wieder herauszukommen, die eigene Person irgendwie zu retten. Solche Versuche sind Befreiungsschläge. Befreiungsschläge aber sind Schläge und mit Gewalt löst man bekanntlich keine Probleme. Wer sich persönlich angegriffen fühlt, hat kein Ohr für die eigentliche Kritik, denn er ist die gesamte Zeit damit beschäftigt, sich und seine verletzte Haut zu retten, seine angegriffene Persönlichkeit zu verteidigen und wieder ins rechte Licht zu rücken. Wer den Ball beim Fußball einfach nach vorne drischt, um ihn vom eigenen Tor fernzuhalten, kann damit rechnen, dass dieser recht schnell wieder im eigenen Strafraum landet. Konstruktive Spieleröffnung sieht jedenfalls anders aus und benötigt eine bestimmte Technik.

9.10 Warme Dusche – kalter Strahl

Es gibt ein hilfreiches Prinzip, wie man anderen gegenüber Kritik konstruktiv äußert. Das Prinzip funktioniert nach dem Motto: *Warme Dusche – kalter Strahl*. Weil jeder Kritisierte auch etwas gut kann, sollte man, um sein Ohr (seine volle Aufmerksamkeit) zu gewinnen, erst einmal etwas Positives über ihn sagen, so verschafft man sich Zugang zum Anderen, denn ein Lob hört jeder erst einmal gern. So öffnet man die wichtigen Kanäle für die folgende Kritik.

Einige Beispiele:

- Frau X, Sie sind mir als sehr gewissenhafte und zuverlässige Mitarbeiterin bekannt, um den Arbeitsablauf weiter für alle zu erleichtern, möchte ich Sie gern auf eins hinweisen ...
- Frau Y, Ihr Umgang mit den Patienten ist vorbildlich, Sie zeigen stets Empathie und große Geduld, bei Ihrem Telefonat vorhin ist mir eins aufgefallen ...
- Herr Z, Sie leisten seit Jahren sehr gute und zuverlässige Arbeit für die Praxis, beim Arbeiten im Labor würde ich mir Folgendes wünschen ...

Wenn Sie nach diesem Schema kritisieren, wird Ihnen der Kritisierte weiterhin zuhören, denn er fühlt sich nicht persönlich angegriffen, weil Sie ihn zuerst gelobt haben. Wer gelobt wird, muss sich auch nicht verteidigen und ist anschließend auch offen für Kritik.

9.11 Vermeiden Sie Straßensperren

Vermeiden sollte man kommunikative Straßensperren, das sind Wörter wie *immer, schon wieder, andauernd* usw. Diese Wörter klingen immer nach Vorwurf und Vorwürfe ziehen häufig Rechtfertigungen nach sich.

Schlechte Beispiele:

- Frau X, obwohl Sie gute Arbeit leisten, kommen Sie immer zu spät!
- Frau Y, ich höre andauernd von anderen, dass Sie schon wieder früher nach Hause müssen!

- Sie können zwar wirklich gut Patientendaten einpflegen, aber andauernd vergessen Sie, die Patienten mit Namen anzusprechen!

9.12 Auch hier hilft die Ich-Botschaft

Auch die *Überlegte Ich-Botschaft* kann ein Mittel sein, dem anderen gegenüber Kritik zu äußern. Das Schema kennen Sie bereits:

Zuerst benennen Sie wieder den Gegenstand Ihrer Kritik:

- Wenn Sie ohne Blickkontakt mit Patienten sprechen, habe ich Angst, dass wir Patienten verlieren. (Gefühl benennen, das bei diesem Verhalten entsteht).
- Ich möchte Sie bitten, die Patienten anzuschauen, wenn Sie mit ihnen sprechen. Denn das fühlt sich für die Patienten einfach besser an. (Wunsch für die Zukunft anhängen/Begründung geben).

Weil Sie die eigenen Gefühle benennen, die beim kritisierten Verhalten entstehen, fühlen sich die Kritisierten nicht persönlich angegriffen. Das gewünschte Verhalten in einen Wunsch zu verpacken, öffnet die Kritisierten eher für den Prozess des Umdenkens.

Kritiker wie Kritisierte können so ohne persönliche Verletzung des Anderen weiter auf einer gemeinsamen Beziehungsebene kommunizieren und zu einer gemeinsamen Win-win-Lösung kommen.

Beispiel:

- Frau Mustermann, ich sehe, dass Sie sehr einfühlsam mit Patienten umgehen und diese Sie dafür sehr schätzen. Ich würde mich freuen, wenn Sie bei der Eingabe von Patientendaten genauso sensibel arbeiten würden.

Mit der Du-Botschaft gerät, wie Sie bereits wissen, die Beziehungsebene in Gefahr. Das ist kontraproduktiv für jeden weiteren konstruktiven Dialog.

9.13 Leben Sie die Lobkultur

Konstruktiver Nährboden für jede Kritik wäre ein Führungsstil, der eine Lobkultur lebt, das heißt Mitarbeiter nicht nur auf Sommerfesten und zu Weihnachtsfeiern lobt, sondern dies auch im Arbeitsalltag tut. Denn geleistet wird stets und ständig etwas von den Angestellten. Es kostet wenig Energie und Aufwand, hier und da mal ein nettes anerkennendes Wort Mitarbeitern gegenüber zu äußern. Das erhöht die Motivation enorm und befeuert die Arbeitsatmosphäre und den Teamgeist.

Häufig wird Angestellten gegenüber leider nur da Feedback gegeben, wo etwas schief gegangen ist oder nicht geklappt hat, wo Fehler gemacht wurden. Natürlich ist es wichtig, auf Fehler hinzuweisen, entscheidend aber ist die gelebte Haltung Fehlern gegenüber, die Fehlerkultur, die der Vorgesetzte lebt und kommuniziert. Betrachtet er Fehler als Lernchance, sieht er seine Angestellten als Lernende in einem ständig dazulernenden System, so wird er Kritik immer konstruktiv äußern. Ist er aber als Fehlersuchender unterwegs, so wird seine Kritik wahrscheinlich weniger wertschätzend (und dementsprechend auch weniger konstruktiv) ausfallen.

Demographische Prognosen zeigen, dass geeignetes medizinisches Fachpersonal aufgrund des bereits existierenden Fachkräftemangels, der sich in Zukunft weiter verstärken wird, immer schwerer zu finden sein wird, aufgrund der Alterspyramide aber immer mehr gebraucht wird. Das heißt für Ärzte nicht nur, kompetentes Fachpersonal an die Praxis zu binden, sondern auch mit dem aktuellen Personal als Ressource sorgsam umzugehen. Nicht nur durch gute Bezahlung fühlen sich Angestellte wertgeschätzt. Ein überaus wichtiger Aspekt für die Zufriedenheit der Angestellten ist die persönliche Anerkennung durch die Vorgesetzten. Das heißt nicht, dass nun pausenlos drauflosgelobt werden muss. Lob muss in glaubwürdigen Dosen verabreicht werden, wird es inflationär verstreut, geht der Effekt verloren. Trotzdem gibt es weit mehr zu loben, als wir denken, als uns bewusst ist. Um Lobenswertes zu sehen, müssen wir unseren Blick ein wenig dehnen und möglicherweise ein anderes Verständnis für die Mitarbeiterleistungen entwickeln. Wer selbst nicht genügend Lob bekommt, der gibt auch seltener Lob weiter. Das ist schade, denn damit verschenken wir ein wirksames Instrumentarium, mit dem Mitarbeiter gebunden werden können.

Es müssen folglich nicht immer Gehaltserhöhungen sein, die Mitarbeiter motivieren zu bleiben, es gibt zahlreiche andere Vergünstigungen, die für den Arbeitgeber auch noch steuerlich absetzbar sind. Restaurantschecks, Fahrtkostenersatz, Job-Tickets, Erholungsbeihilfen oder das Übernehmen der Kinderbetreuungskosten, das Überlassen von Handys, Tablets, Notebooks oder Fahrzeugen sind Benefits, die Angestellte durchaus goutieren. Auch Angebote zur Gesundheitsförderung wie kostenlose Massagen oder das Engagieren von Fitness-Trainern während der Mittagspause rechnen sich für beide Seiten. Ärzte binden so Fachkräfte und senken gleichzeitig die Lohnnebenkosten und erhalten die Arbeitsgesundheit ihres Personals. So bleiben Praxen konkurrenzfähig und vereinen die Ziele von Arbeitgebern und Arbeitnehmern. Fragen Sie als Inhaber einer Praxis dazu Ihren Steuerberater.

9.14 Kommunikation ist Chefsache

Wichtig ist, dass eine positive Kommunikationskultur nicht nur im Leitbild einer Praxis festgeschrieben ist, sondern täglich mit neuem Leben erfüllt wird. Der Arzt als Chef hat hier Vorbildfunktion. Er ist das Modell für all seine Angestellten. Dieser Rolle muss er sich stets und ständig bewusst sein. Wie in einer Praxis kommuniziert werden soll, muss allen Beteiligten klar formuliert werden. Das kann am nachhaltigsten über die gemeinsame Erarbeitung eines Leitbildes für die Praxis geschehen. Es ist immer gut, wenn das gesamte Team an solchen Prozessen beteiligt wird. Das steigert die Verbindlichkeit solcher Maßnahmen und der Regeln des Miteinanders. Das Leitbild einer Praxis sollte für alle sichtbar im Eingangsbereich visualisiert sein. Solche Leitbilder, attraktiv aufbereitet und in würdige Rahmen gesteckt, wirken sich auch auf Haltung und Verhalten der Patienten aus. Kreativ komponierte Leitbilder strahlen sozusagen auf alle positiv ab. Auch Patienten werden sich an attraktiven Leitbildern, die gut sichtbar ausgehängt sind, orientieren.

Kommunikation sollte trotzdem immer wieder zum Thema einer Praxis gemacht werden, weil der Zeitfaktor in Praxen ein immer größeres Gewicht erhält und kleiner werdende Zeitbudgets häufig Auslöser dafür sind, dass sich Angestellte gestresst fühlen und dann in alte Muster zurückfallen. Wenn Stress empfunden wird, sollte das zum Thema für alle gemacht werden. Denn Stressempfinden führt nicht nur zu erhöhter Fehleranfälligkeit, es geht auch immer zulasten der Kommunikation. Unter Stressempfinden sprechen wir anders, verändern sich Stimme und Wortwahl häufig, im Anschluss reagieren wir auch weniger achtsam, hören weniger aktiv zu, weil wir mit uns beschäftigt sind. Unser Gegenüber hört das, verhält sich und kommuniziert auch anders. So entstehen Missverständnisse, so kommt es zu vermeidbaren Konflikten, die Arbeitszufriedenheit nimmt ab, die Arbeit und alle anderen leiden. Ein wenig stressresistenter Angestellter mit mangelhaft ausgebildeter Frustrationstoleranz beeinflusst die gesamte Kommunikationskultur einer Praxis negativ. Das führt nicht nur zu Konflikten im Team, sondern auch mit den Patienten.

9.15 Knappe Zeit erhöht Fehleranfälligkeit

Knappe Zeit in Praxen ist ein Indikator für fehlerhaften Informationsfluss, wichtige Infos werden nur verkürzt oder unverständlich weitergegeben, letztlich falsch verstanden. Die Reparaturkosten falschen Informationsflusses sind immens, kosten erneut Zeit und Energie, die man für anderes dringender benötigt hätte. So entsteht ein Teufelskreis der Missverständnisse, ausgelöst durch mangelhaftes Kommunizieren.

Deshalb gilt im Umgang mit Kollegen dieselbe Maxime wie für den Umgang mit Patienten: Seien Sie auch in der Kommunikation mit Kollegen immer ganz und gar präsent. Wenn Sie kommunizieren, kommunizieren Sie. Achtsam zu kommunizieren bedeutet, Sie erinnern sich, alle Sinne und die gesamte Konzentration auf den Kollegen zu fokussieren, ganz bei ihm zu sein, ihm aktiv zuzuhören, sich über das, *was wie* gesagt wird, bewusst zu sein. *Wie* kommt das *Was* beim anderen an? Die mögliche Wirkung des Gesagten muss beim Kommunizieren mit ins Kalkül gezogen werden. Der Sender ist und bleibt verantwortlich für das, was ankommt. Auch wenn es der Chef ist. Kommunikation ist also Chefsache. Der Chef setzt auch hier die Standards für alle. Ein ständig genervt und nervös kommunizierender Vorgesetzter wird auch ein ständig genervt und nervös kommunizierendes Team hinter sich haben.

Effektiv und achtsam kommunizieren lässt sich immer nur mit der richtigen inneren Einstellung. Denken Sie als Chef deshalb immer positiv, denn positive Gedanken haben eine starke Energie, sie lenken und steuern die eigene Sprache und auch die der anderen. Lassen auch Sie sich nicht von Negativfiltern unzufriedener Kollegen oder Patienten fangen. Nur mit einer positiven inneren Einstellung können Sie auch positiv auf Ihr Team einwirken. Achten Sie dabei auch auf Ihre Körpersprache. Die verrät Sie immer, ganz gleich, ob Sie fröhlich oder gestresst sind. Ihr Körper lügt nie und verrät Ihre Gefühle. Kontrollieren Sie auch Ihre Mikromimik. Denn sie plaudert Ihre momentane Stimmungslage unverblümt aus. Durch bestimmte Übungen können auch Chefs sich immer wieder in positive Stimmung bringen, wenn sie das denn wollen. Ein stets gut gelaunter Chef, eine immer gute Laune verbreitende Chefin können Berge versetzen, denn beide wirken auf ihre Teams ansteckend und modellbildend.

Positive Sprache beeinflusst auch unser Verhalten positiv. So wie *Entsorgungspark* besser klingt als *Atomendlager*, klingen Wörter wie *Herausforderung, Chancen und Möglichkeiten* besser als *Problem, Lernchancen* besser als *Fehler, nützlich* besser als *richtig* oder *falsch*. Positive Kommunikation sollte deshalb auch immer Chefsache sein!

10 Arbeitsgesundheit zahlt sich aus

Schaut man sich Arbeitsmarktprognosen an, so ist der Gesundheitssektor vom zukünftigen Fachkräftemangel überproportional betroffen. Das bedeutet, dass geeignete Bewerber in naher Zukunft immer schwerer zu finden sein werden. Es bedeutet auch, dass man mit den vorhandenen humanen Ressourcen, wie es von der Politik immer ein wenig technokratisch ausgedrückt wird, gut umgehen sollte, um deren Arbeitskraft länger zu erhalten. Gesundheit ist damit zum unternehmerischen Erfolgsfaktor einer Praxis geworden, denn jeder Unternehmer wünscht sich weniger Fehltage seiner Beschäftigten. Damit kommt der Praxisführung auch die Aufgabe zu, ein modernes betriebliches Gesundheitsmanagement in der Praxis zu implementieren.

Der Arbeitsalltag wird von MFA häufig als anstrengend und kräfteraubend empfunden. Die Gründe dafür sind vielfältig, liegen sowohl in den individuellen Persönlichkeiten als auch in organisatorischem Missmanagement und reichen bis hin zu mangelnden Personalführungs- oder Managementfähigkeiten aufseiten der Praxisführung.

Im Alltag entstehende Überlastungsgefühle führen mitunter bei Mitarbeitern wie Ärzten zum Empfinden von Stress. Folge ist häufig ein unkontrollierter, emotionsgeladener rauer und wenig wertschätzender Ton der Praxisleitung, der dann eins zu eins von den MFA an die Patienten weitergegeben wird. Wie man in die Praxis hineinruft, so schallt es auch aus ihr heraus. Professionelles Kommunizieren bedeutet, den Patienten Anspannung, Überarbeitung und Stress nicht spüren zu lassen. Das ist schwierig. Insofern ist es wichtig, dass alle Mitarbeiter über geeignete Selbstmanagement-Kompetenzen verfügen, damit sie aufkommende Anspannungen oder Stressgefühle selbst wieder lösen können.

10.1 Aktiv regenerieren

Dafür ist es hilfreich, geeignete Tools in Form verschiedener Übungen zur Verfügung zu haben, mit denen man in kurzer Zeit, beispielsweise in Pausen, aktiv regenerieren und mögliche Stressgefühle kurzfristig wieder abbauen kann, um danach wieder in einen ressourcenvollen Zustand zu kommen.

Gerade wenn man den gesamten Arbeitstag vorwiegend am Computer oder Telefon verbringt, ist es sinnvoll, zwischendurch immer wieder Übungen zu machen, um die notwendige Körperspannung wiederherzustellen, die Nackenmuskulatur zu entspannen und so wieder in einen ressourcenvollen Arbeitsmodus zu gelangen.

Die häufig in Arztpraxen vorzufindende Architektur des Empfangstresens ist nicht nur in Hinblick auf den Kundenkontakt kontraproduktiv, auch das ständige Hochschauen-Müssen der MFA ist nicht unbedingt gesundheitsfördernd. Schon aus diesem Grunde müssen Entspannungspausen in kürzeren Intervallen über den Arbeitstag verteilt in den Arbeitsablauf integriert werden. Auch kürzere Intervalle ohne Kundenkontakt können für kleinere Übungseinheiten genutzt werden. Wichtig wäre, ein Anleitungsprogramm für die Angestellten in den Praxen zu entwickeln und in die Arbeitsabläufe zu integrieren, um die Mitarbeiter-Gesundheit bewusster in den Fokus zu stellen. Denn häufig scheuen sich die MFA, vor dem gesamten Team oder einzelnen Kollegen Körperübungen zu machen. Mit solchen Gesundheitserhaltungs-Angeboten sollten gerade medizinische Praxen aufwarten. Denn gerade auf dem Arbeitsgesundheitssektor gilt: Prävention ist besser (und billiger) als Intervention oder Kuration. Gesunde Mitarbeiter sind zufriedener und arbeiten effizienter. Insofern sind Präventions-Programme immer eine gute Investition in die Praxis mit letztlich hoher Rendite. Hier könnten gerade Arztpraxen ihr Image in puncto Gesundheitsmanagement für Angestellte enorm aufpolieren und eine Vorreiterrolle für geeignete Präventionsmaßnahmen für das Personal übernehmen.

Es gibt inzwischen Betriebe, die für ihre Angestellten Entspannungs- oder Trainingsräume zur Verfügung stellen oder Fitness-Trainer für die Mittagspause engagieren, um gemeinsam im Team etwas für die allgemeine Arbeitsgesundheit zu tun. Solch positives Engagement verändert mit der Zeit auch das Bewusstsein für sportliche Aktivitäten und kann dazu beitragen, die allgemeine Volksgesundheit erheblich zu verbessern. Krankenkassen könnten solche Programme fördern und damit für mehr Bewegung im Arbeitsleben werben. Es könnten auch kostenlose Massagen vorrangig für sitzende Tätigkeiten an Bildschirmarbeitsplätzen angeboten werden, damit könnten Ärzte besonders engagierte Mitarbeiter belohnen und sie so motivieren. Es muss nicht immer Geld sein, das die Belegschaft beflügelt. Die Gesundheit beflügelnde Anreize stärken neben dem Wohlbefinden auch den Teamgeist und erhöhen letztlich die Produktivität einer Praxis. Es muss ja nicht gleich ein Trainer engagiert werden, die einfachere Variante wäre eine CD, nach der man zusammen üben könnte. Vielleicht hat ja auch ein Mitarbeiter Yoga- oder Meditationserfahrungen und kann so eine ungeahnte weitere Kompetenz ins Team einbringen.

Hier ein paar Übungen, die helfen können, Körperverspannungen abzubauen und schnell wieder in einen ressourcenvollen Zustand zu kommen:

- Muskelentspannung nach Jacobsen
- Yoga
- Cantinica
- Body-Scan
- kurze Meditationen (im Sitzen oder Liegen)
- geeignete Dehnübungen für Rücken und Nacken

10.2 Vorbild Arztpraxis

Für einige Mitarbeiter ist das Integrieren solcher Übungen in den Praxisalltag anfangs vielleicht peinlich oder gewöhnungsbedürftig, wenn der Sinn solcher Übungen von der Praxisleitung jedoch kommuniziert und vorgelebt wird, gehören sie schnell zum festen Bestandteil des Arbeitstages. Je mehr Mitarbeiter sich beteiligen, desto größer die Sogwirkung, desto schneller wird sich das Programm zur Gesundheitsförderung im Praxisalltag etabliert haben. Gerade Ärzte sollten ihre Angestellten vom Wert solcher körperlichen und psychischen Ertüchtigungen leicht überzeugen können. Denn alle profitieren letztlich davon.

Vielleicht könnte man ja auch für volle Wartezimmer Entspannungsübungen anbieten. Eine geschulte Mitarbeiterin könnte kurze Entspannungsübungen zusammen mit den Patienten durchführen. Das wäre möglicherweise ein Alleinstellungsmerkmal für eine Praxis, über das die Patienten sprechen. Und eine Win-win-Situation für alle. Die Arztpraxis geht zum Thema Gesundheit mit gutem Beispiel voran.

Umfragen haben gezeigt, dass auch Arbeitspausen häufig eher kontraproduktiv genutzt werden; weniger zur Entspannung oder zum Auftanken des eigenen Akkus. Schnell eine Zigarette vor der Eingangstür zu rauchen oder den Hunger hektisch durch Fastfood-Produkte lindern zu wollen, regeneriert die eigene Arbeitskraft wohl eher nicht. Hier gilt es gerade aus ärztlicher Sicht, Aufklärung in Sachen gesunde Ernährung bei den eigenen Angestellten zu betreiben, um ein gesünderes Bewusstsein zu schaffen. Ärzte könnten hier mit gutem Beispiel vorangehen und ihre Vorbildfunktion nutzen. Ein auf Gesundheit abgestelltes gemeinsames Mittagessen fördert nicht nur das Teambuilding, sondern auch die Gesundheit der Angestellten.

Die Arbeitspsychologin Susanne Roscher (2013) fasst zusammen, was gesundes Führen ausmacht: eine anforderungsreiche Umgebung ohne Überforderung, verbunden mit nötigen Unterstützungsangeboten (Fortbildung oder in Konfliktfällen) für die Mitarbeiter, konstruktives Feedback und Fairness sowie das Definieren leistungsbezogener Anforderungen. Wichtig ist dabei, die Qualifikation und das Potenzial des Mitarbeiters richtig einschätzen zu können.

10.3 Die Praxis zukunftsfähig machen

Auch Arztpraxen unterliegen als Unternehmen gesellschaftlichen Trends und sollten sich demzufolge mit dem Wertewandel der Gesellschaft einer ständig wechselnden Anspruchskultur sowie einer multikultureller werdenden Klientel stellen. Der Dienstleistungsfokus von Praxen muss sich auf selbstbewusster und anspruchsvoller gewordene Patienten einstellen. Häufig glauben Patienten heute, durch die Medien gut informiert zu sein und wollen dementsprechend ernst genommen werden und mitreden. Die Zeit des devoten und widerspruchsfreien Vertrauens auf den Arzt im unantastbar weißen Kittel ist vorbei. Gefragt ist eine partnerschaftliche Beziehung auf Augenhöhe mit dem selbstbewusst gewordenen Patienten.

Insofern sind Praxen wie alle Organisationen ständig in der Entwicklung und in Veränderungsprozessen begriffen und müssen ihre Unternehmenskultur (Praxiskultur) den veränderten Erwartungen und gestiegenen Wünschen ihrer Klientel anpassen.

Riedel et al. (2009) sehen im Veränderungsmanagement Praxen in der Rolle lernender Organisationen begriffen, deren Mitglieder (Ärzte wie MFA) ständig an der eigenen persönlichen wie Fach- und Sozialkompetenz arbeiten müssen, um die Praxis wettbewerbsfähig zu halten. Eine von gemeinsamen Werten und Normen getragene Praxiskultur muss für alle sichtbar gelebt werden, lebenslanges Lernen aller Beteiligten ebenso wie stetige Fort- und Weiterbildungsprogramme gehören dazu (Riedel et al. 2009, 35). Die fachliche Weiterentwicklung der eigenen Expertise reicht heute allein nicht mehr aus, gerade die Soft Skills, die sozialen Kompetenzen aller auf dem medizinischen Sektor Arbeitenden verlangen immer wieder nach Weiterentwicklung.

10.4 Jeder Hinweis bringt die Praxis weiter

Deshalb sind Beschwerden Geschenke für Praxen, denn sie geben ihnen die Chance, bestimmte Stellschrauben nachzuziehen. Darum sollten Beschwerden auch wie Geschenke behandelt werden, das heißt wer Kritik erfährt, bedankt sich auch beim Beschwerdeführer dafür. Und versichert, dass er sich um diesen Missstand kümmern wird. Jede Praxis sollte immer nach Optimierungsmöglichkeiten suchen. Bei allen Überlegungen müssen die Patienten stets im Mittelpunkt stehen. Aber auch für das Personal muss diesbezüglich gesorgt werden.

Eine offene und für alle transparente Kommunikationskultur ist das beste Werkzeug und Aushängeschild, die beste Werbung für eine Praxis und gerade hinsichtlich ständiger Veränderungsprozesse unverzichtbar. Die Notwendigkeit stetiger Veränderungsprozesse muss von der Praxisführung gewollt sein und den Angestellten deshalb Kritik zugestanden werden. Es muss eine allgemeine Akzeptanz herrschen, Kritik gemäß des kommunikativen Leitbilds der Praxis äußern zu dürfen. Denn ohne eine offene und gelebte Kritikkultur gibt es keinen Veränderungsprozess. Kritik ist der Motor für Veränderungen.

Der Wert des Überdenkens eingespielter Prozesse muss von der Praxisleitung deutlich kommuniziert und alle Beteiligten müssen in den Veränderungsprozessen mitgenommen, begleitet und unterstützen werden (Riedel et al. 2009, 35). Gerade für das Qualitätsmanagement einer Praxis sind Veränderungsprozesse eine ständige Aufgabe, welche die Unternehmensführung im Auge haben und für alle Praxisabläufe/-prozesse in ihre tägliche Arbeit implementieren sollte. Alle relevanten Praxisprozesse sollten im Qualitätshandbuch auf dem jeweils neuesten Stand fixiert werden. Dabei sollten immer wieder neue Qualitätsziele angesteuert werden, die sich aus den Feedbacks der Mitarbeiter und der Evaluation des Beschwerdemanagements ableiten lassen. Auch das Leitbild der Praxis sollte von Zeit zu Zeit in einem Teamevent überarbeitet werden (Wenige Fragen sind dafür hilfreich: Wo wollen wir hin?/Wer sind wir?/Wie empfinden wir uns?) (Riedel et al. 2009, 42).

10.5 Die Servicequalität ist nach oben immer offen

Dadurch kann die Leistungsfähigkeit der gesamten Praxis immer wieder gesteigert werden, weil interne Reibungsverluste bei der Servicequalität so minimiert und die Arbeits- und Patientenzufriedenheit erhöht werden können. Optimierte Prozesssteuerung führt automatisch auch zu einer Zeitersparnis und Kostenreduktion. Kosten- und Servicegrad kommen so in ein austariertes Verhältnis. Gerade Termintreue kann durch gute Servicequalität im Wettbewerb einer Praxis von entscheidendem Vorteil sein, weil viele Kunden das von Ärzten häufig nicht gewöhnt sind (Termintreue als Alleinstellungsmerkmal).

Natürlich ist es auch wichtig, das wertvollste Kapital, über das die Praxis verfügt, die eigenen Mitarbeiter und deren Kompetenzen stetig weiterzuentwickeln. Ärzte können selbst dazu beitragen, indem sie für die geleistete Arbeit Feedbacks geben, es lohnt aber auch, gerade für das zentrale Themenfeld Kommunikation in einem gewissen Turnus externe Berater oder Coaches zu engagieren, die für die gesamte Belegschaft Trainings durchführen. Kommunikation einmal zu schulen, reicht nicht aus, weil im Arbeitsalltag, wenn viele MFA Stress empfinden, gern in althergebrachte kommunikative Muster zurückgefallen wird. Hier gilt es, diese Muster von Zeit zu Zeit bewusst wahrzunehmen und anhand konkreter praktischer Übungen die MFA kommunikativ wieder fit zu machen.

10.6 Veränderung verunsichert – muss aber sein

Veränderungen bedeuten für viele Mitarbeiter erst einmal Stress. Denn sie erzeugen Unsicherheit und möglicherweise Kontrollverlustängste. Menschen reagieren aber verschieden auf Veränderungen: Die einen werden unter Druck besser, die anderen eher schlechter. Der Effekt ist unter dem Begriff *Chocking under pressure* bekannt. Veränderungen befeuern aber häufig die Dynamik gerade lange eingespielter Prozesse und Teams positiv. Nur ein Prinzip sollte ausgeschlossen sein: *Geht bei uns nicht, gibt's nicht!* Solche Sätze sind der größte Veränderungskiller in Teams. Veränderungen sind bei Mitarbeiter häufig von Ängsten begleitet, deshalb sollten sie immer genügend transparent gemacht werden, denn die Angestellten verlassen mit Veränderungen ihre gewohnten Komfortzonen und das hat häufig etwas Bedrohliches. Es fällt Menschen oft schwer, eingefahrene Muster zu verlassen und sich auf Neues einzustellen. Neues aber belebt die eigene Entwicklung wie auch das eingefahrene Tagesgeschäft, neue Impulse motivieren und setzen häufig neue Energien frei. Außerdem gilt der Satz: Wer nichts verändern will, wird auch das verlieren, was er bewahren möchte. Ein wichtiger Grundsatz sollte lauten: Die Arbeit an die Menschen anpassen, nicht die Menschen an die Arbeit!

Veränderungen sind immer geeignete Sprungbretter für die persönliche Weiterentwicklung, Chancen, die es zum eigenen Wohle zu nutzen gilt. *Das habe ich immer schon so gemacht!* ist ein limitierender Glaubenssatz, ein Hemmschuh nicht nur für die eigene persönliche Fortentwicklung, sondern letztlich die der ganzen Praxis. Fortschritt heißt immer: weitergehen, fortschreiten, neue Räume betreten und dabei auch fremdes Terrain erkunden. Aber eben auch die eigene Komfortzone verlassen. Wichtig bei Veränderungen ist es, den Nutzen und die Vorteile neuer Prozesse oder Veränderungen für alle verständlich zu kommunizieren. Um alle mitzunehmen, muss die Botschaft klar und verständlich sein. Und vor allem muss vonseiten der Mitarbeiter Vertrauen in die Neuerungen bestehen. Dafür zu sorgen, ist die Aufgabe der Praxisführung.

10.7 Ausblick

Nicht nur wegen des demografischen Wandels (ab 2015 ist jeder dritte Arbeitnehmer in Deutschland über 50 Jahre alt) und einer zunehmend älter werdenden Gesellschaft werden sich Arztpraxen in der Zukunft weiter verändern müssen. Praxen werden sich weiterentwickeln und spezialisieren, Ärzte werden sich als Unternehmer mit weiterer Bürokratisierung herumschlagen müssen, Aufgaben wie Verantwortung smart delegieren müssen. Insofern spielt die Organisationsform stetig wachsender Praxen eine immer zentralere Rolle, denn der Arzt kann alle dafür notwendigen Aufgaben nicht länger allein bewältigen. Teamarbeit ist heute schon unumgänglich.

Deshalb wird der Arzt auch immer mehr in der Rolle als Chef und Manager gefragt sein und auch in dieser Rolle eine große Verantwortung tragen, denn sein Verhalten gilt in einer Praxis für alle Fachangestellten stets und ständig als modellbildend. Seine Führungspersönlichkeit, sein Führungsstil ist ein wegweisendes Muster für das gesamte Team. Insofern muss er sich eindeutig, berechenbar und vertrauensbildend positionieren, sich deshalb eben auch mit Managementstilen und dem Thema Kommunikation auseinandersetzen und den eigenen Führungsstil dabei immer wieder auf den Prüfstand des reflektierten Praktikers stellen und gegebenenfalls nachjustieren. Nur Ärzte, die auch auf der Persönlichkeitsebene offen sind für eine Weiterentwicklung haben eine Chance, denn das Personal wird in naher Zukunft noch knapper und dementsprechend wählerisch sein. Weil die Patientenzufriedenheit einen herausragenden Stellenwert für den ökonomischen Erfolg einer Praxis einnimmt, wird die Kommunikation als Erfolgsfaktor auch in Zukunft immer weiter an Bedeutung gewinnen.

Um Teams zu entwickeln und zum eigenständigen Laufen zu bringen, muss der Kontakt zu allen Mitarbeitern stets gesucht, muss die Beziehungen zum gesamten Team immer wieder neu belebt werden. In einer Zeit der Mitbestimmung sollte eine wertschätzende und respektvolle Praxiskultur auch vom Arzt jeden Tag neu gelebt werden. Kommunikative Kompetenz zeichnet sich dabei durch gegenseitigen Respekt und die Anerkennung der Persönlichkeit und Leistung aller aus. Auch die eigene Autorität als Chef muss täglich neu erarbeitet und kommuniziert werden.

Wertschätzung zeigt der Arzt in Form einer gelebten Lob- und Fehlerkultur allen Mitarbeitern gegenüber. Gerade wegen einer stetig fortschreitenden Technisierung der Medizin und damit einhergehenden ökonomischen Zwängen sollte vom Arzt besonders Menschlichkeit in Form von Respekt, Wertschätzung und Anerkennung verkauft werden. Daraus besteht der Humus einer kommunikativen Kompetenz. Nur auf einem medizinischen Parkett mit partnerschaftlich flachen Hierarchien, auf dem alle Akteure auch als Menschen gesehen werden, können alle Akteure ihre individuellen Potenziale voll ausschöpfen und entfalten. Nur ein Führungsstil, der ein angstfreies Arbeitsklima schafft, bietet Mitarbeitern die Chance, über sich hinauswachsen zu können. Davon profitieren die Patienten, dadurch blüht und gedeiht eine moderne Praxis, davon lebt der Arzt.

Sicherlich werden Arztpraxen in der Zukunft auch in Hinblick auf ihre Innenarchitektur Fortschritte machen, viele Wartezimmer werden patientenfreundlicher werden, sich mehr den Bedürfnissen der Klientel anpassen müssen. Viele Praxen bieten heute schon Wlan an, das sollte Standard sein, damit die Wartenden ihre Zeit sinnvoll gestalten können, möglicherweise ihre Arbeit während der Wartezeit erledigen können. Dafür wären in vielen Praxen einladende Interieurs vonnöten, damit sich die Kunden auch diesbezüglich wertgeschätzt und nicht geparkt oder zwischengelagert fühlen.

Möglicherweise wird es in naher Zukunft Apps geben, die das Wartezeitmanagement übernehmen, heute schon gibt es Praxen, die ihre Patienten anrufen, wenn sie dran sind, damit ihre Kunden sich gemütlich in ein nahegelegenes Café setzen können. Das zeigt einerseits, dass man verstanden hat, was die Kunden wollen, anderseits könnte man mit ein wenig Fantasie ebensolche attraktiven Angebote selbst manchen (außer dem überall vorhandenen Wasserspender). Möglicherweise wird man sich in naher Zukunft auch über das Internet in allen Praxen selbst Termine suchen können. Ansatzweise gibt es das natürlich schon. Vielleicht wird man sogar selbst mit einer Karte in die Praxis einchecken oder sich bestimmte Medikamente aus irgendwelchen Automaten ziehen können; eines wird sich hoffentlich nicht so schnell ändern: Der persönliche Kontakt zum Arzt wird sicherlich bei allen technischen Fortschritten bestehen bleiben. Deshalb wird es weiterhin um achtsame Kommunikation und viele Soft Skills gehen, ohne die im Gesundheitswesen Tätige auch weiterhin nicht auskommen werden, denn fundiertes Wissen über Kommunikation erleichtert den Umgang mit Konfliktsituationen, hilft Missverständnissen vorzubeugen, erhöht die Selbstsicherheit und somit die Selbstwirksamkeit aller medizinischen Akteure – und ist somit die beste Medizin für Patienten, Arbeitnehmer und Chefs.

Literatur

Bauer, J.: Lob der Schule. Hoffmann von Campe, Hamburg 2007

Bergevin, R., Leland, K., Bailey, K.: Professionell telefonieren. Wiley-Vch Verlag, Weinheim 2009

Birkenbihl, V. F.: Kommunikationstraining. Mvg Verlag, München 2011

Blanchard, K., Zigarmi, P., Zigarmi, D.: Führungsstile. Rowohlt Taschenbuch Verlag, Hamburg 2012

Eßwein, J.: Achtsamkeitstraining. Gräfe und Unzer Verlag, München 2010

Hüther, G.: Was wir sind und was wir sein könnten. Fischer Taschenbuch, Frankfurt am Main 2013

Karweina, D.: Den Praxisalltag leichter meistern – Das Stufenschema für effektive Kommunikation in der Arztpraxis. BoD Books on Demand, Norderstedt 2013a

Karweina, D.: Den Praxisalltag leichter meistern – Professionelles Telefonmanagement in der Arztpraxis. BoD Books on Demand, Norderstedt 2013b

Karweina, D.: Den Praxisalltag leichter meistern – Souveräne Kommunikation und effektives Selbstmanagement. 2011

Kutscher, P. P., Seßler, H.: Kommunikation – Erfolgsfaktor in der Medizin: Teamführung Patientengespräch Networking & Selbstmanagement. Springer Medizin Verlag, Heidelberg 2007

Meckel, M.: Das Glück der Unerreichbarkeit. Goldmann Verlag München 2009

Raupach, A.: Erfolgreich telefonieren. Cornelsen Verlag, Berlin 2008

Riedel, R.-R., Hansis, M. L., Wehrmann, W., Schlesinger, A. (Hrsg.): Wirtschaftlich erfolgreich in der Arztpraxis. Deutscher Ärzteverlag Köln 2009

Roscher, S.: Gesund und erfolgreich führen: In: BPUVZ-Zeitschrift für betriebliche Prävention und Unfallversicherung, Ausgabe 4/2013

Roscher, S.: Nicht in Watte packen: Gesund und erfolgreich führen. In: Sicherheitsreport 2/2014 Das Magazin der VBG

Rosenberg, M. B.: Gewaltfreie Kommunikation. Jufermann Verlag, Paderborn 2004

Schermuly, C. C.: Gute Arbeit & Führung. Online unter: http://www.familienunternehmer.eu/fileadmin/familienunternehmer/rk/berlin/rueckblicke/2015//vortrag_empowerment_familienunternehmen_20_01_15.pdf (abgerufen am 30.03.2015)

Watzlawick, P., Beavin, J. H., Jackson, D. D.: Menschliche Kommunikation. Huber Bern, Stuttgart, Wien 1969

Welling, H.: Kommunikation in der Medizin – Leitfaden für die erfolgreiche Praxisführung. Ecomed Medizin, Landsberg 2005

Der Autor

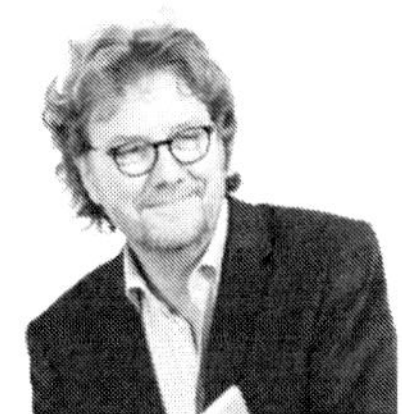

Burkhard Günther

ist zertifizierter Fachberater. Er trainiert, coacht und berät Ärzte und Medizinische Fachangestellte im Bereich Kommunikation individuell in ihren Praxen.

bg@deef-communication.org, www.deef-communication.org